Un cancer sociétal

Les empreintes digitales de l'aliénation parentale basée sur l'attachement

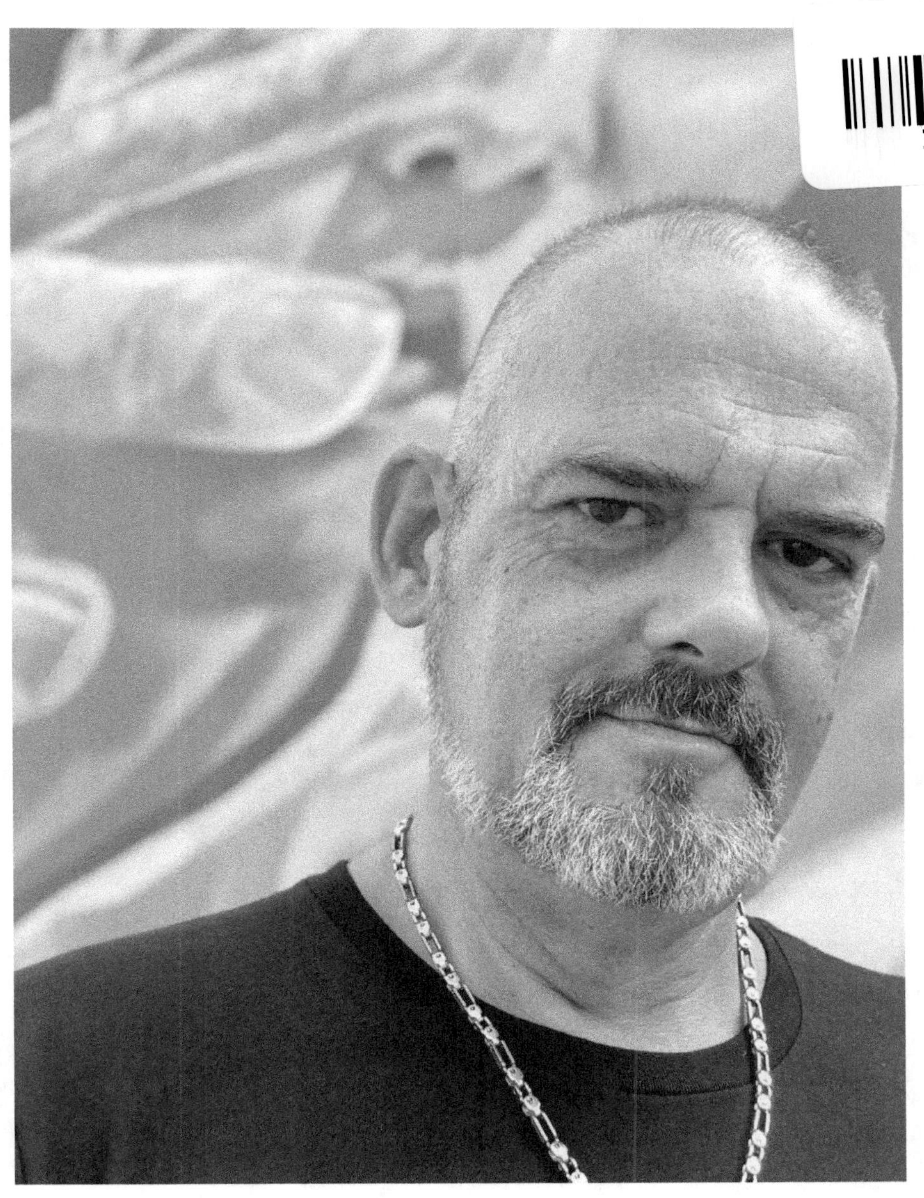

L'ALIÉNATION PARENTALE DÉTRUIT UNE NATION

L'ALIÉNATION PARENTALE DÉTRUIT UNE NATION

L'ALIÉNATION PARENTALE LIÉE À L'ATTACHEMENT
EST UNE FORME MALIGNE DE MALTRAITANCE QUI
AGIT COMME UN CANCER AU SEIN DE LA SOCIÉTÉ.
ELLE INFLIGE DE PROFONDS DOMMAGES
ÉMOTIONNELS ET PSYCHOLOGIQUES AUX
INDIVIDUS, PERTURBE LA DYNAMIQUE FAMILIALE,
IMPOSE DES COÛTS ÉCONOMIQUES ET SOCIAUX
IMPORTANTS ET ÉRODE LA CONFIANCE ET LA
COHÉSION AU SEIN DES COMMUNAUTÉS. POUR
S'ATTAQUER À CE PROBLÈME, IL FAUT UN EFFORT
CONCERTÉ DES SECTEURS JURIDIQUES, DE LA
SANTÉ MENTALE ET DES SERVICES SOCIAUX, AINSI
QU'UNE SENSIBILISATION ET UNE INTERVENTION
SOCIÉTALES PLUS LARGES. EN RECONNAISSANT ET
EN COMBATTANT L'ABPA, LA SOCIÉTÉ PEUT
ŒUVRER À LA GUÉRISON DES FAMILLES TOUCHÉES
ET À LA PROMOTION DE COMMUNAUTÉS PLUS
SAINES ET PLUS RÉSILIENTES.

ROBERT ANDERSON LOVE WINS

L'aliénation parentale détruit une nation

L'aliénation parentale basée sur l'attachement est une forme de manipulation psychologique et émotionnelle dans laquelle un parent (souvent appelé le parent aliénant) influence délibérément un enfant pour qu'il rejette l'autre parent (le parent ciblé) ou s'éloigne de lui. Cette manipulation perturbe le lien naturel entre l'enfant et le parent ciblé et apprend à l'enfant à associer l'amour et l'acceptation à des conditions, plutôt qu'à vivre l'amour inconditionnel qui devrait être à la base d'une relation parent-enfant. Voici une explication du déroulement de ce processus et de ses implications :

MÉCANISMES DE MANIPULATION ET DE CONTRÔLE

1. Déformer la réalité :

- Récits erronés : le parent aliénant peut créer et renforcer de faux récits sur le parent ciblé, le présentant comme quelqu'un de peu aimant, dangereux ou indigne. Ces récits peuvent impliquer des exagérations, des mensonges ou une répétition sélective des événements.

- Faux souvenirs : les enfants peuvent être amenés à développer de faux souvenirs basés sur ces récits, croyant que des événements négatifs se sont produits ou que le parent ciblé s'est comporté de manière nuisible, même si ces événements ne se sont jamais produits.

2. Approbation conditionnelle :

- Refus d'affection : Le parent aliénant peut refuser son affection, son approbation ou son attention à moins que l'enfant ne présente des comportements qui correspondent aux souhaits du parent aliénant, comme rejeter ou critiquer le parent ciblé.

- Récompense et punition : l'enfant apprend qu'il sera récompensé par de l'amour, de l'attention et de l'approbation lorsqu'il se conformera aux attentes du parent aliénant et puni par un retrait émotionnel ou d'autres conséquences négatives lorsqu'il montrera de l'affection ou de la loyauté envers le parent ciblé.

3. Manipulation psychologique :

- Induction de culpabilité : Le parent aliénant peut induire des sentiments de culpabilité chez l'enfant parce qu'il souhaite passer du temps avec le parent ciblé ou lui montrer de l'affection, en présentant ces désirs comme des trahisons ou des signes de déloyauté.

- Peur et anxiété : l'enfant peut être amené à ressentir de la peur ou de l'anxiété quant aux conséquences de l'expression de son amour pour le parent ciblé, ce qui l'amène à réprimer ses émotions naturelles pour éviter les conflits ou les punitions.

Enseigner l'amour conditionnel

1. Érosion de l'amour inconditionnel :

- Perturbation naturelle du lien : une relation parent-enfant saine repose sur un amour inconditionnel, dans lequel l'enfant se sent en sécurité et accepté, quels que soient son comportement ou les circonstances. L'aliénation perturbe ce lien en introduisant des conditions propices à l'amour et à l'acceptation.

- Conflit interne : l'affection naturelle de l'enfant pour le parent ciblé devient une source de conflit interne. Il apprend à réprimer ou à nier ses sentiments pour obtenir l'approbation du parent aliénant, ce qui conduit à la confusion et à des troubles émotionnels.

2. Loyauté malavisée :

- Loyauté partagée : l'enfant est placé dans une situation de loyauté où il a l'impression de devoir choisir entre ses parents. Cela compromet sa capacité à ressentir et à exprimer un amour inconditionnel pour ses deux parents.

- Acceptation conditionnelle : l'enfant apprend que l'amour et l'acceptation dépendent de son alignement avec les opinions et les comportements du parent aliénant, favorisant la croyance que l'amour est quelque chose qui doit être gagné ou négocié plutôt que donné librement.

Conséquences à long terme

1. Impact émotionnel et psychologique :

- Insécurité et anxiété : L'enfant peut développer des insécurités et de l'anxiété à propos de ses relations et de son estime de soi , car on lui a appris que l'amour est conditionnel et doit être constamment gagné.

- Modèles relationnels déformés : l'enfant peut conserver ces comportements appris à l'âge adulte, en luttant pour établir des relations saines et inconditionnelles avec les autres, y compris ses partenaires amoureux, ses amis et ses propres enfants.

2. Ressentiment et culpabilité :

- Ressentiment envers le parent aliénant : À mesure que l'enfant grandit et acquiert une compréhension plus approfondie de la manipulation qu'il a subie, il peut développer du ressentiment envers le parent aliénant pour avoir sapé sa relation avec le parent ciblé.

- Culpabilité et regret : l'enfant peut se sentir coupable et regretter d'avoir rejeté le parent ciblé, surtout s'il se rend compte que l'amour et l'attention sincères du parent ciblé ont été déformés par le parent aliénant.

L'aliénation parentale basée sur l'attachement porte fondamentalement atteinte au concept d'amour inconditionnel dans une relation parent-enfant. En manipulant et en contrôlant les perceptions et les émotions de l'enfant, le parent aliénant lui apprend que l'amour est conditionnel, qu'il doit répondre à des attentes spécifiques et rejeter l'autre parent. Cette manipulation a

des effets profonds et durables sur le bien-être émotionnel
et psychologique de l'enfant, déformant sa compréhension
de l'amour et des relations. Il est essentiel de traiter ces
problèmes par des interventions thérapeutiques, de
l'éducation et du soutien pour aider les enfants et les
familles concernés à guérir et à reconstruire des liens
sains et inconditionnels.

Commençons donc notre voyage à travers ce livre
stimulant conçu pour mettre fin aux abus.

Robert Anderson L'amour gagne

Bienvenue dans « Les empreintes digitales de l'aliénation
parentale basée sur l'attachement ». Ce livre vise à faire
la lumière sur un problème complexe et souvent mal
compris qui touche d'innombrables familles dans le monde
entier. Grâce à une analyse approfondie, des exemples
concrets et des conseils pratiques, nous espérons fournir
un guide complet pour comprendre, traiter et guérir de
l'aliénation parentale basée sur l'attachement.

L'objectif principal de ce livre est d'offrir une exploration
approfondie de l'aliénation parentale liée à l'attachement,

y compris ses fondements psychologiques, ses mécanismes et ses impacts sur les enfants, les parents ciblés et la société dans son ensemble . En sensibilisant et en fournissant des informations pratiques, nous souhaitons permettre aux lecteurs, qu'ils soient parents, professionnels du droit, conseillers ou particuliers concernés, de reconnaître les signes d'aliénation et de prendre des mesures efficaces pour résoudre le problème et guérir.

COMMENT UTILISER CE LIVRE

Ce livre est structuré de manière à offrir une compréhension globale de l'aliénation parentale liée à l'attachement. Chaque partie aborde des aspects spécifiques du problème, de ses fondements psychologiques à son impact sociétal. Les lecteurs peuvent parcourir le livre en fonction de leurs intérêts ou de leurs besoins, qu'ils recherchent des explications détaillées, des conseils pratiques ou des études de cas. Nous recommandons de commencer par les chapitres fondamentaux de la première partie pour acquérir une base solide avant de passer à des sections plus spécialisées.

Remerciements

La création de ce livre est le fruit d'un effort collaboratif impliquant l'équipe de planificateurs de l'harmonie divine qui a généreusement partagé son expertise, ses expériences et ses idées. Nous adressons nos plus sincères remerciements aux parents, aux enfants, aux conseillers, aux professionnels du droit et aux chercheurs qui ont partagé leurs histoires et leurs connaissances.

1. DÉFINITION DE L'ALIÉNATION PARENTALE FONDÉE SUR L'ATTACHEMENT

Qu'est-ce que l'aliénation parentale basée sur l'attachement ?

Concept et définition

L'aliénation parentale basée sur l'attachement fait référence à une situation dans laquelle un parent (le parent aliénant) manipule et contrôle un enfant pour qu'il rejette ou s'éloigne de l'autre parent (le parent ciblé). Cette manipulation perturbe le lien naturel de l'enfant avec le parent ciblé, remplaçant l'amour inconditionnel par une acceptation conditionnelle basée sur les conditions du parent aliénant. Contrairement à l'aliénation parentale générale, qui peut résulter de diverses dynamiques de conflit, l'aliénation parentale basée sur l'attachement est spécifiquement enracinée dans les problèmes d'attachement et les besoins psychologiques du parent aliénant, ce qui l'amène à saper la relation de l'enfant avec l'autre parent pour maintenir le contrôle et la domination émotionnelle.

Caractéristiques principales

1. Tactiques psychologiques utilisées par le parent aliénant :

- Manipulation et contrôle : le parent aliénant emploie diverses tactiques de manipulation pour contrôler les perceptions et les émotions de l'enfant. Il peut s'agir de mentir, d'exagérer ou de déformer les faits concernant le parent ciblé pour créer une image négative.

- Intrication : le parent aliénant noue souvent une relation intricationnelle avec l'enfant, le traitant davantage comme un confident ou un partenaire que comme un enfant. Cela crée une dépendance émotionnelle malsaine, ce qui amène l'enfant à se sentir responsable du bien-être du parent aliénant.

- Mentalité de victime : le parent aliénant se présente comme la victime et le parent ciblé comme le méchant, quelles que soient les circonstances réelles. Ce récit encourage l'enfant à s'aligner sur le parent aliénant et à rejeter le parent ciblé.

- Contrôle rigide : Le parent aliénant exerce un contrôle rigide sur les activités, les relations et les perceptions de l'enfant, l'isolant souvent du parent ciblé et de sa famille élargie.

- Manque de limites : le parent aliénant discute avec l'enfant de problèmes d'adultes inappropriés, tels que des problèmes financiers, des conflits juridiques ou des griefs personnels contre le parent ciblé. Cela brouille les frontières entre le parent et l'enfant et impose une charge émotionnelle excessive à l'enfant.

2. Signes émotionnels et comportementaux présentés par l'enfant :

- Rejet injustifié : l'enfant manifeste un rejet injustifié et disproportionné du parent ciblé, souvent sans fondement logique ou factuel. Ce rejet comprend le refus de passer du temps avec le parent ciblé ou de communiquer avec lui.

- Absence d'ambivalence : l'enfant perçoit le parent aliénant comme entièrement bon et le parent ciblé comme entièrement mauvais, sans manifester de sentiments mitigés ni d'ambivalence. Cette pensée en noir et blanc est le résultat de l'influence du parent aliénant.

- Absence de culpabilité : l'enfant ne manifeste aucun remords ni culpabilité pour le traitement dur ou le rejet du parent visé. Il peut même se sentir justifié dans son comportement négatif en raison de la manipulation du parent aliénant.

- Scénarios empruntés : les plaintes de l'enfant à l'égard du parent ciblé incluent souvent des phrases ou des scénarios qui semblent répétés ou empruntés au parent aliénant. Ces récits dépassent généralement les expériences ou la compréhension de l'enfant lui-même.

- Soutien automatique : l'enfant se range systématiquement et automatiquement du côté du parent aliénant dans les conflits ou les disputes, quelle que soit la situation. Cette loyauté résulte de l'influence et du contrôle du parent aliénant.

- Critique réflexive : l'enfant se livre à une critique réflexive du parent ciblé qui lui semble disproportionnée ou injustifiée. Cette critique reflète souvent les récits négatifs du parent aliénant.

- Propagation de l'hostilité : les sentiments négatifs de l'enfant s'étendent à la famille élargie et aux amis du parent ciblé. Ce rejet généralisé est le résultat des efforts du parent aliénant pour isoler l'enfant du réseau de soutien du parent ciblé.

En comprenant le concept et les caractéristiques clés de l'aliénation parentale liée à l'attachement, nous pouvons mieux reconnaître les signes et la dynamique en jeu dans les familles touchées. Cette prise de conscience est essentielle pour identifier et résoudre le problème, apporter un soutien aux parents ciblés et favoriser des relations familiales plus saines.

RECHERCHES ET RECONNAISSANCES PRÉCOCES

Origines :

- Le concept d'aliénation parentale a commencé à gagner en attention à la fin du XXe siècle, initialement reconnu dans le cadre plus large des conflits relatifs à la garde des enfants.

- L'une des premières et des plus influentes figures dans ce domaine fut le Dr Richard A. Gardner, qui a inventé le terme « syndrome d'aliénation parentale » (SAP) au milieu des années 1980. Gardner a décrit le PAS comme un trouble dans lequel un enfant, dans le contexte d'un divorce très conflictuel, rejette irrationnellement l'un de ses parents en raison de la manipulation psychologique de l'autre parent.

Reconnaissance initiale :

- Les travaux de Gardner ont attiré l'attention sur cette question, mais ils ont également suscité la controverse. Les critiques ont fait valoir que son concept manquait de fondement empirique et pouvait être utilisé à mauvais escient dans les batailles pour la garde des enfants, ce qui pourrait négliger les préoccupations légitimes en matière de maltraitance ou de négligence.

- Malgré les controverses, les théories de Gardner ont jeté les bases des recherches et des discussions ultérieures, soulignant la nécessité de poursuivre les recherches et la compréhension du phénomène.

ÉVOLUTION AU FIL DU TEMPS

Progrès en psychologie :

- Au fur et à mesure que la recherche psychologique progressait, les chercheurs ont commencé à explorer plus en profondeur les nuances de l'aliénation parentale. Les études ont commencé à se concentrer sur les mécanismes psychologiques sous-jacents aux comportements aliénants et à leurs impacts sur les enfants.

- Des chercheurs comme le Dr Amy JL Baker ont approfondi la compréhension de l'aliénation parentale en examinant les tactiques spécifiques utilisées par les parents aliénants et leurs effets à long terme sur les enfants. Ses travaux ont fourni des preuves empiriques soutenant l'existence de l'aliénation parentale et de ses effets néfastes.

Perspectives juridiques :

- Le système juridique a progressivement commencé à reconnaître l'aliénation parentale comme un facteur dans les litiges relatifs à la garde des enfants. Les tribunaux ont commencé à prendre en compte les allégations d'aliénation parentale lors de la prise de décisions en matière de garde, même si l'application et l'acceptation de ce concept variaient selon les juridictions.

- Les juristes et les tribunaux de la famille ont dû faire la distinction entre les cas réels d'aliénation parentale et les situations où les allégations d'aliénation étaient utilisées de manière stratégique dans les batailles pour la garde des enfants. Cela a conduit à l'élaboration de lignes directrices et de protocoles pour évaluer et traiter l'aliénation parentale dans les contextes juridiques.

Changements sociétaux :

- L'évolution des attitudes de la société à l'égard du divorce et de la garde des enfants a également influencé la compréhension de l'aliénation parentale. À mesure que la garde conjointe et la coparentalité sont devenues plus courantes, la dynamique de l'aliénation parentale a gagné en visibilité.

- La sensibilisation accrue aux droits et au bien-être des enfants a encore souligné l'importance de lutter contre l'aliénation parentale pour protéger la santé émotionnelle et psychologique de l'enfant.

Théories et modèles actuels :

- Les théories contemporaines sur l'aliénation parentale fondée sur l'attachement intègrent les avancées de la théorie de l'attachement, de la théorie des systèmes familiaux et des soins tenant compte des traumatismes. Ces théories offrent une compréhension globale de la dynamique complexe impliquée dans l'aliénation.

- Le Dr Craig Childress est une figure marquante des discussions contemporaines sur l'aliénation parentale liée à l'attachement. Ses travaux mettent l'accent sur le rôle des schémas d'attachement dysfonctionnels dans les comportements aliénants et sur la nécessité d'interventions visant à résoudre les problèmes d'attachement sous-jacents.

Experts de premier plan :

- Le Dr Richard Warshak a apporté des contributions importantes au domaine grâce à ses recherches sur les effets psychologiques de l'aliénation parentale et sur les stratégies d'intervention. Son livre « Divorce Poison » offre des conseils pratiques aux parents et aux professionnels confrontés à l'aliénation.

- Le Dr Jennifer Harman et le Dr Zeynep Biringen ont mené des recherches approfondies sur la mesure et l'évaluation de l'aliénation parentale, fournissant des outils empiriques pour identifier et traiter l'aliénation dans les contextes cliniques et juridiques.

Modèles d'intervention :

- Les modèles contemporains d'intervention pour l'aliénation parentale basée sur l'attachement mettent l'accent sur une approche à multiples facettes, combinant des stratégies juridiques, psychologiques et thérapeutiques pour aborder le problème de manière globale.

- La thérapie de réunification, une forme spécialisée de thérapie visant à réparer la relation entre l'enfant aliéné et le parent ciblé, est reconnue comme une intervention efficace. Cette thérapie vise à rétablir la confiance, à améliorer la communication et à résoudre les problèmes d'attachement sous-jacents.

Orientations futures :

- Les efforts de recherche et de plaidoyer en cours continuent d'affiner la compréhension de l'aliénation parentale basée sur l'attachement et de développer des interventions plus efficaces.

- L'intégration des connaissances issues des neurosciences, des soins tenant compte des traumatismes et de la théorie des systèmes familiaux est prometteuse pour faire progresser le domaine et améliorer les résultats pour les familles touchées.

En retraçant le contexte historique et l'évolution de l'aliénation parentale liée à l'attachement, nous pouvons apprécier les progrès réalisés dans la reconnaissance et le traitement de ce problème complexe. Les points de vue contemporains reflètent une compréhension plus nuancée et fondée sur des données probantes, guidant les efforts visant à soutenir les familles et à protéger le bien-être des enfants face à l'aliénation parentale.

SYNDROME D'ALIÉNATION PARENTALE (PAS)

Syndrome d'aliénation parentale (PAS) :

- Concept et origine : Le syndrome d'aliénation parentale (SAP) a été introduit par le Dr Richard A. Gardner au milieu des années 1980 pour décrire un trouble dans lequel un enfant, dans le contexte d'un divorce très conflictuel, rejette irrationnellement un parent en raison de la manipulation psychologique de l'autre parent.

- Caractéristiques : Le PAS se caractérise par un ensemble de comportements affichés par l'enfant, tels que le dénigrement injustifié du parent ciblé, l'absence d'ambivalence, l'absence de culpabilité pour avoir rejeté le parent ciblé et le soutien réflexif au parent aliénant.

- Controverses et limites : le PAS a été controversé en raison de son manque de soutien empirique et des craintes qu'il puisse être utilisé à mauvais escient dans les batailles pour la garde des enfants afin de rejeter les plaintes légitimes de maltraitance ou de négligence. Les critiques soutiennent que le PAS simplifie à outrance la dynamique complexe des relations familiales et ne traite pas adéquatement les problèmes psychologiques sous-jacents.

Aliénation parentale basée sur l'attachement :

- Cadre plus large : L'aliénation parentale basée sur l'attachement est fondée sur la théorie de l'attachement, qui offre une compréhension plus complète de la dynamique psychologique impliquée. Elle se concentre sur la manière dont les problèmes d'attachement et les besoins psychologiques du parent aliénant influencent ses comportements, conduisant à la rupture du lien de l'enfant avec le parent ciblé.

- Se concentrer sur les modèles d'attachement : contrairement au PAS, qui décrit principalement les comportements observables de l'enfant, l'aliénation parentale basée sur l'attachement s'intéresse aux modèles d'attachement sous-jacents et aux besoins émotionnels qui alimentent les comportements aliénants. Cette approche souligne l'importance de s'attaquer aux causes profondes de l'aliénation.

- Approche fondée sur des données probantes : L'aliénation parentale fondée sur l'attachement intègre les avancées de la recherche psychologique et des interventions thérapeutiques, offrant une compréhension plus nuancée et fondée sur des données probantes du problème. Elle reconnaît la nécessité d'interventions à multiples facettes qui répondent aux besoins psychologiques de l'enfant et des parents.

Aliénation émotionnelle ou psychologique vis-à-vis des figures non parentales :

- Nature de l'aliénation : L'aliénation émotionnelle ou psychologique peut survenir dans diverses relations au-delà de la dynamique parent-enfant, comme entre amis, frères et sœurs ou partenaires amoureux. Cette forme d'aliénation implique la manipulation des sentiments et des perceptions pour créer une distance émotionnelle et une hostilité.

- Impact sur les relations : Bien que l'aliénation émotionnelle dans les relations non parentales puisse être néfaste, elle n'implique généralement pas la même profondeur de liens psychologiques et émotionnels que la relation parent-enfant. L'impact sur le sentiment d'identité et le bien-être émotionnel de l'individu peut différer.

- Contexte et dynamique : Le contexte et la dynamique de l'aliénation non parentale peuvent différer considérablement de ceux des relations parents-enfants. Des facteurs tels que la dynamique du pouvoir, la dépendance et les stades de développement jouent des rôles différents dans le façonnement du processus d'aliénation.

Lien parent-enfant :

- Importance unique : Le lien parent-enfant est particulièrement important en raison de son rôle fondamental dans le développement émotionnel, psychologique et social de l'enfant. Ce lien est basé sur l'attachement, la confiance et un profond sentiment de sécurité qui constitue la base du bien-être général de l'enfant.

- Importance du développement : la rupture du lien parent-enfant a des effets profonds et durables sur le développement de l'enfant. L'aliénation d'un parent porte atteinte au sentiment de stabilité, à la sécurité de l'attachement et à la régulation émotionnelle de l'enfant, ce qui peut entraîner des problèmes psychologiques potentiels à long terme.

Pertinence de la théorie de l'attachement :

- Comprendre les liens psychologiques : la théorie de l'attachement, développée par John Bowlby et Mary Ainsworth, fournit un cadre pour comprendre les liens émotionnels profonds qui se forment entre les enfants et leurs principaux dispensateurs de soins. Ces liens sont essentiels au sentiment de sécurité, à la régulation émotionnelle et au développement social de l'enfant.

- Impact émotionnel et psychologique : la théorie de l'attachement souligne l'importance des liens sécurisants pour un développement sain. La perturbation de ces liens par l'aliénation peut entraîner des troubles de l'attachement, une dysrégulation émotionnelle et des difficultés à nouer des relations saines à l'avenir.

- Intervention et guérison : Les interventions basées sur l'attachement visent à réparer et à renforcer les liens rompus entre l'enfant et le parent ciblé. En abordant les problèmes d'attachement sous-jacents, ces interventions visent à restaurer le sentiment de sécurité et de bien-être émotionnel de l'enfant.

Cibler les liens psychologiques et émotionnels :

- Profondeur de l'aliénation : L'aliénation parentale basée sur l'attachement cible les liens psychologiques et émotionnels les plus fondamentaux de l'enfant. La manipulation du parent aliénant exploite le besoin d'attachement et de sécurité de l'enfant, créant un sentiment d'acceptation conditionnelle basé sur la loyauté envers le parent aliénant.

- Conséquences à long terme : La rupture de ces liens profonds a des conséquences à long terme sur la santé mentale de l'enfant, la formation de son identité et ses schémas relationnels. Il est essentiel de comprendre l'importance de ces liens pour élaborer des interventions et des stratégies de soutien efficaces.

En différenciant l'aliénation parentale liée à l'attachement des autres formes d'aliénation et en soulignant la pertinence de la théorie de l'attachement, nous pouvons mieux apprécier la profondeur et l'impact de l'aliénation parent-enfant. Cette compréhension guide des approches plus efficaces pour identifier, traiter et guérir les blessures causées par une telle manipulation, favorisant ainsi des relations familiales plus saines et un bien-être émotionnel.

IDÉES FAUSSES SUR L'ALIÉNATION

1. L'aliénation parentale est toujours évidente ou facile à identifier

- Réalité : L'aliénation parentale peut être subtile et insidieuse, ce qui la rend difficile à détecter. Les comportements aliénants peuvent être déguisés en inquiétude ou en surprotection. Le rejet du parent ciblé par l'enfant peut sembler justifié ou raisonnable en fonction des récits déformés présentés par le parent aliénant.

- Conséquences : les professionnels, notamment les thérapeutes, les juristes et les travailleurs sociaux, ont besoin d'une formation spécialisée pour reconnaître les signes subtils de l'aliénation parentale. La sensibilisation et l'éducation sont essentielles pour identifier et traiter avec précision ces comportements.

2. L'aliénation parentale ne se produit que dans les divorces très conflictuels

- Réalité : Bien que l'aliénation parentale soit plus fréquemment observée dans les divorces très conflictuels, elle peut également survenir dans les séparations peu conflictuelles ou apparemment amicales. Des comportements aliénants peuvent être présents même lorsqu'il n'y a pas d'hostilité manifeste entre les parents.

- Implication : Il est important de prendre en compte la possibilité d'aliénation dans tous les types d'accords de garde et de ne pas la rejeter simplement parce que le divorce ou la séparation semble peu conflictuel.

3. L'aliénation parentale est uniquement une question juridique

- Réalité : L'aliénation parentale est un problème psychologique et émotionnel complexe qui dépasse les limites juridiques. Si les interventions juridiques sont importantes, un soutien psychologique et thérapeutique est essentiel pour traiter les dommages émotionnels sous-jacents et favoriser la guérison.

- Implication : Une approche interdisciplinaire impliquant des professionnels du droit, de la psychologie et de la thérapie est nécessaire pour traiter et atténuer efficacement les effets de l'aliénation parentale. Les recours juridiques à eux seuls ne suffisent pas à résoudre les blessures émotionnelles profondes causées par l'aliénation.

1. Le parent ciblé doit avoir fait quelque chose pour mériter l'aliénation

- Réalité : L'aliénation parentale n'est pas causée par les actions du parent ciblé mais par les comportements manipulateurs du parent aliénant. Le parent aliénant projette ses propres problèmes et insécurités sur le parent ciblé, créant ainsi un faux récit que l'enfant adopte.

- Conséquence : il est essentiel de comprendre que le parent ciblé est victime de manipulation et ne mérite pas en soi l'aliénation. Blâmer le parent ciblé perpétue l'aliénation et entrave les efforts visant à reconstruire la relation parent-enfant.

2. La relation entre le parent ciblé et l'enfant était intrinsèquement faible

- Réalité : La force de la relation entre le parent ciblé et l'enfant peut être profondément affectée par les comportements du parent aliénant. Même une relation auparavant solide et aimante peut être endommagée par des tactiques d'aliénation persistantes et manipulatrices.

- Conséquence : il est important de reconnaître qu'une relation autrefois saine peut être mise à mal par l'aliénation pour comprendre la profondeur du problème. Les efforts doivent se concentrer sur la réparation et la reconstruction de la relation plutôt que sur la remise en question de sa solidité initiale.

3. Le parent ciblé réagit de manière excessive ou est paranoïaque

- Réalité : les inquiétudes du parent ciblé concernant l'aliénation sont souvent fondées et basées sur des comportements et des modèles observables. Le fait de rejeter leurs inquiétudes en les considérant comme des réactions excessives ou de la paranoïa minimise la gravité du problème et empêche une intervention rapide.

- Implication : Il est essentiel de prendre au sérieux les inquiétudes du parent ciblé et de les examiner en profondeur. Les évaluations et les évaluations professionnelles peuvent fournir des informations objectives sur la présence et l'étendue de l'aliénation.

4. Le parent ciblé devrait simplement faire plus d'efforts pour gagner l'affection de l'enfant

- Réalité : Les efforts du parent ciblé pour renouer avec l'enfant sont souvent sapés par les manipulations continues du parent aliénant. Le simple fait de faire plus d'efforts ne suffira pas à surmonter les perceptions négatives profondément ancrées et les barrières émotionnelles créées par l'aliénation.

- Implication : Une intervention efficace nécessite de s'attaquer aux causes profondes de l'aliénation et d'apporter un soutien thérapeutique à l'enfant et au parent ciblé. Rétablir la confiance et le lien affectif demande du temps et des conseils professionnels.

Il est essentiel de s'attaquer à ces idées fausses et à ces mythes courants pour favoriser une compréhension plus éclairée et plus compatissante de l'aliénation parentale fondée sur l'attachement. En dissipant ces mythes, nous pouvons mieux soutenir les parents ciblés, reconnaître la dynamique complexe en jeu et mettre en œuvre des interventions efficaces pour guérir et restaurer les relations familiales.

MALENTENDUS CONCERNANT LES ENFANTS CONCERNÉS

1. Mythe : les enfants peuvent facilement choisir leur camp

- La réalité : les enfants pris dans un état d'aliénation parentale sont soumis à une pression émotionnelle intense et ne choisissent souvent pas librement leur camp. Leur loyauté est manipulée par le parent aliénant, qui utilise des tactiques psychologiques pour créer de la peur, de la culpabilité et de la dépendance.

- Explication : Les parents aliénants peuvent utiliser des déclarations culpabilisantes, des récits biaisés et même des récompenses ou des punitions pour influencer les sentiments et les comportements de l'enfant. En conséquence, la préférence de l'enfant pour un parent n'est pas un choix authentique et indépendant, mais une réponse à la manipulation du parent aliénant.

- Conséquences : il est essentiel de reconnaître que le rejet du parent ciblé par l'enfant est une contrainte plutôt qu'un choix libre pour comprendre la véritable dynamique de l'aliénation. Les interventions doivent viser à alléger la pression émotionnelle exercée sur l'enfant et à l'aider à exprimer ses sentiments authentiques.

2. Mythe : le rejet du parent ciblé par les enfants est basé sur leur propre jugement indépendant

- Réalité : Le rejet du parent visé est rarement basé sur l'évaluation indépendante de l'enfant. Il résulte plutôt souvent de l'influence du parent aliénant, qui déforme les perceptions et les émotions de l'enfant.

- Explication : Le parent aliénant peut projeter ses propres sentiments négatifs sur l'enfant, créant ainsi un récit biaisé que l'enfant adopte. Cela peut consister à exagérer des défauts mineurs, à inventer des histoires de maltraitance ou de négligence, ou à parler constamment de manière négative du parent ciblé.

- Implication : Il est essentiel de comprendre que le rejet de l'enfant n'est pas un jugement indépendant mais le produit d'une manipulation pour traiter l'aliénation. Des efforts doivent être faits pour offrir à l'enfant une perspective plus équilibrée et pour contrer l'influence du parent aliénant.

1. Confusion et conflit interne

- Impact : Les enfants victimes d'aliénation parentale vivent une confusion et un conflit interne importants. Ils sont tiraillés entre leur amour naturel pour le parent visé et les exigences de loyauté du parent aliénant.

- Explication : Ce conflit interne peut conduire à une dissonance cognitive, où l'enfant a du mal à concilier ses sentiments avec les récits manipulés qu'on lui raconte. Cela peut entraîner de l'anxiété, de la dépression et de l'instabilité émotionnelle.

- Implication : Les interventions thérapeutiques devraient
viser à aider l'enfant à gérer ces émotions conflictuelles et
à développer une compréhension plus cohérente et plus
précise de ses relations avec ses deux parents.

2. Atteinte à l'estime de soi et à l'identité

- Impact : L'aliénation peut gravement nuire à l'estime de
soi et au sentiment d'identité d'un enfant. En intériorisant
les opinions négatives du parent ciblé, il peut également
remettre en question sa propre valeur, en particulier s'il
partage des traits ou des caractéristiques avec le parent
ciblé.

- Explication : L'enfant peut ressentir de la culpabilité et de
la honte pour avoir rejeté le parent ciblé, ce qui peut
entraîner une diminution de son estime de soi. Cela peut
avoir des effets à long terme sur son développement
personnel et ses relations futures.

- Implication : Un soutien psychologique et une thérapie
sont essentiels pour aider l'enfant à reconstruire son
estime de soi et à développer un sentiment d'identité
positif, indépendant des manipulations du parent aliénant.

3. Difficultés relationnelles à long terme

- Impact : Les enfants qui subissent l'aliénation parentale
ont souvent du mal à nouer et à maintenir des relations
saines à l'avenir. La rupture de leurs liens d'attachement
primaires peut entraîner des problèmes de confiance et
une peur de l'abandon.

- Explication : La manipulation et la trahison dont ils font l'expérience peuvent les empêcher de faire confiance aux autres et de nouer des liens solides. Ils peuvent conserver des schémas de méfiance et de distanciation émotionnelle dans leurs relations d'adultes.

- Implication : Une intervention précoce et un soutien continu sont essentiels pour aider l'enfant à développer des modèles relationnels sains et à surmonter les effets à long terme de l'aliénation sur sa capacité à faire confiance et à se connecter avec les autres.

4. Problèmes académiques et comportementaux

- Impact : Les troubles émotionnels et le stress causés par l'aliénation parentale peuvent se manifester par un déclin scolaire et des problèmes de comportement. L'enfant peut avoir des difficultés de concentration, de motivation et d'interactions sociales à l'école.

- Explication : Le stress et le conflit internes peuvent conduire à des comportements d'agression, tels que l'agressivité, le retrait ou la défiance, alors que l'enfant tente de faire face à ses émotions.

- Implication : Les écoles et les éducateurs doivent être conscients des impacts potentiels de l'aliénation parentale et fournir un soutien et des aménagements appropriés pour aider l'enfant à réussir sur le plan scolaire et social.

Il est essentiel de comprendre l'impact profond de l'aliénation parentale liée à l'attachement sur les enfants pour traiter efficacement ce problème. Dissiper les mythes et les idées fausses sur la capacité de l'enfant à choisir son camp ou à porter un jugement indépendant peut aider les professionnels, les parents et les soignants à mieux soutenir l'enfant concerné. En reconnaissant les effets psychologiques et émotionnels de l'aliénation, nous pouvons mettre en œuvre des interventions plus compatissantes et plus efficaces pour guérir et restaurer le bien-être de l'enfant et les relations familiales.

1. Mythe : les tribunaux reconnaissent et traitent toujours efficacement l'aliénation

- Réalité : Si certains tribunaux sont de plus en plus attentifs à la question de l'aliénation parentale, la reconnaissance et l'efficacité des interventions peuvent varier considérablement. De nombreux tribunaux manquent de formation, de ressources ou de compréhension pour identifier et traiter l'aliénation de manière globale.

- Explication : Le système juridique se concentre souvent sur des preuves tangibles et des cas précis, ce qui peut s'avérer difficile dans les situations impliquant une manipulation psychologique subtile. Les juges et les professionnels du droit ne disposent pas toujours des connaissances spécialisées nécessaires pour discerner et traiter les complexités de l'aliénation parentale.

- Conséquences : Il est nécessaire de dispenser une formation spécialisée aux juges, aux avocats et aux évaluateurs désignés par les tribunaux pour mieux reconnaître et traiter les cas d'aliénation parentale. Des réformes juridiques et des directives actualisées sont essentielles pour garantir des interventions cohérentes et efficaces.

2. Mythe : les recours juridiques seuls peuvent résoudre l'aliénation parentale

- Réalité : Les interventions juridiques, comme les modifications des ordonnances de garde ou de visite, sont importantes mais souvent insuffisantes à elles seules. L'aliénation parentale est un problème psychologique profondément enraciné qui nécessite une intervention thérapeutique en plus des mesures juridiques.

- Explication : Si l'on ne s'attaque pas aux dynamiques émotionnelles et psychologiques sous-jacentes, les recours juridiques risquent de ne pas produire de changement durable. Le comportement du parent aliénant peut perdurer et l'enfant peut rester en conflit émotionnel.

- Implication : Une approche multidisciplinaire incluant des interventions juridiques, psychologiques et thérapeutiques est nécessaire pour traiter et atténuer efficacement les effets de l'aliénation parentale. La collaboration entre les professionnels du droit et de la santé mentale est essentielle pour trouver des solutions globales.

1. Mythe : la sensibilisation de la société à l'aliénation parentale est suffisante

- Réalité : Si la prise de conscience de l'aliénation parentale s'accroît, elle est loin d'être suffisante. De nombreuses personnes, notamment les professionnels de l'éducation, de la santé et des services sociaux, n'ont

toujours pas une compréhension approfondie du problème
et de ses conséquences.

- Explication : L'aliénation parentale est souvent mal
comprise ou minimisée, ce qui conduit à un soutien et à
une intervention inadéquats pour les familles concernées.
Les idées fausses de la société peuvent perpétuer la
stigmatisation et le blâme envers le parent ciblé, ce qui
complique encore davantage la situation.

- Conséquences : des campagnes continues d'éducation
et de sensibilisation du public sont essentielles pour mieux
faire comprendre l'aliénation parentale. Des programmes
de formation destinés aux professionnels de divers
secteurs peuvent contribuer à faire en sorte que le
problème soit reconnu et traité de manière appropriée.

2. Mythe : l'aliénation parentale n'est qu'une affaire
familiale privée

- Réalité : Si l'aliénation parentale se produit au sein de la
famille, ses effets s'étendent à des contextes sociétaux
plus larges, impactant la santé mentale, les résultats
scolaires et les relations sociales.

- Explication : Les dommages émotionnels et
psychologiques causés par l'aliénation peuvent entraîner
des problèmes à long terme tels que des troubles de
santé mentale, des difficultés scolaires et des problèmes
relationnels, affectant la capacité de l'individu à contribuer
à la société.

- Conséquences : il est important de reconnaître
l'aliénation parentale comme un problème de santé

publique pour mobiliser les ressources et le soutien. La société dans son ensemble bénéficie d'une intervention rapide et efficace des personnes concernées.

3. Mythe : seules les familles très conflictuelles connaissent l'aliénation parentale

- Réalité : L'aliénation parentale peut survenir dans des familles qui ne manifestent pas ouvertement de hauts niveaux de conflit. Dans certains cas, les comportements aliénants peuvent être subtils et insidieux, ce qui les rend plus difficiles à détecter.

- Explication : L'aliénation peut se produire lors de divorces ou de séparations apparemment à l'amiable, où l'un des parents manipule les perceptions et les émotions de l'enfant en coulisses.

- Implication : Il est important de prendre en compte la possibilité d'aliénation dans tous les conflits de garde et de visite, quel que soit le niveau apparent de conflit. Les professionnels doivent être vigilants et ouverts aux signes d'aliénation dans diverses dynamiques familiales.

Il est essentiel de dissiper les mythes juridiques et sociaux sur l'aliénation parentale liée à l'attachement pour favoriser une réponse plus éclairée et efficace au problème. Reconnaître que les tribunaux ne traitent pas toujours efficacement l'aliénation, que les recours juridiques à eux seuls ne suffisent pas et que la sensibilisation et la compréhension de la société doivent être approfondies peut conduire à un soutien plus complet pour les familles concernées. En s'attaquant à ces idées fausses, nous pouvons œuvrer à une meilleure identification, intervention et prévention de l'aliénation parentale, favorisant ainsi en fin de compte une dynamique familiale plus saine et le bien-être individuel.

Théories de l'attachement

- La théorie de l'attachement de Bowlby : un aperçu des travaux fondateurs de John Bowlby sur la théorie de l'attachement, qui postule que les enfants sont biologiquement prédisposés à développer des attachements aux personnes qui s'occupent d'eux comme moyen de survie.

- Styles d'attachement d'Ainsworth : une discussion sur les recherches de Mary Ainsworth qui ont identifié différents styles d'attachement (sécuritaire, anxieux-ambivalent, anxieux-évitant et désorganisé) et leurs implications pour le développement de l'enfant.

- Développements modernes : éclairages issus de recherches contemporaines qui développent les théories de Bowlby et Ainsworth, y compris les perspectives neurobiologiques et le rôle des premières expériences d'attachement dans le façonnement du développement du cerveau.

Attachement sécurisé vs. non sécurisé

- Caractéristiques de l'attachement sécurisant : description de l'attachement sécurisant, où les enfants se sentent en sécurité, compris et valorisés par leurs parents. Les caractéristiques comprennent la confiance, la résilience et une régulation émotionnelle saine.

- Types d'attachement insécurisant :

- Anxieux-ambivalent : les enfants peuvent devenir trop dépendants des personnes qui s'occupent d'eux et manifester une anxiété accrue face à la séparation.

- Anxieux-évitant : les enfants peuvent devenir émotionnellement distants et autonomes, évitant la proximité et l'intimité.

- Désorganisé : les enfants peuvent afficher un mélange de comportements, souvent issus de soins incohérents ou effrayants, entraînant confusion et peur dans les relations.

- Impact à long terme : comment les styles d'attachement sécurisés et insécurisés affectent le bien-être émotionnel, les modèles relationnels et les résultats comportementaux jusqu'à l'âge adulte.

Le rôle des parents dans la formation de l'attachement

- Sensibilité et réactivité parentales : l'importance pour les parents d'être à l'écoute des besoins de leur enfant et d'y répondre de manière appropriée, favorisant ainsi un attachement sécurisant.

- Cohérence et fiabilité : comment des soins cohérents et fiables contribuent au sentiment de sécurité et de confiance de l'enfant dans les relations.

- Disponibilité émotionnelle : le rôle des parents dans l'apport d'un soutien et d'une validation émotionnels, en aidant les enfants à gérer leurs sentiments et à développer une régulation émotionnelle saine.

- Impact de l'aliénation parentale : comment l'aliénation parentale basée sur l'attachement perturbe ces aspects fondamentaux de la formation de l'attachement, conduisant à des styles d'attachement insécurisant et à une détresse émotionnelle chez les enfants.

En explorant les fondements psychologiques de l'attachement, ce chapitre fournit une compréhension critique des principes sous-jacents qui rendent l'aliénation parentale basée sur l'attachement si dommageable. Il souligne l'importance des attachements sécurisés et le rôle des parents dans la promotion de ces liens, ouvrant la voie à la compréhension de la manière dont les tactiques d'aliénation peuvent nuire au bien-être émotionnel et psychologique d'un enfant.

Tactiques et stratégies du parent aliénant

- Propagande : Le parent aliénant peut s'engager dans une campagne systématique visant à dénigrer le parent ciblé, en diffusant des informations fausses ou exagérées pour retourner l'enfant contre lui.

- Manipulation des perceptions : Le parent aliénant peut déformer ou tordre les événements quotidiens pour faire apparaître le parent ciblé comme incompétent, dangereux ou sans amour aux yeux de l'enfant.

- Encourager le rejet : Le parent aliénant peut encourager l'enfant à rejeter les tentatives de communication ou de visite du parent ciblé, en présentant souvent ces actions comme des mesures de protection.

- Atteinte à l'autorité : Le parent aliénant peut porter atteinte à l'autorité du parent ciblé en remettant en question ou en contredisant ses décisions devant l'enfant, provoquant ainsi confusion et division.

- Créer une dépendance : Le parent aliénant peut favoriser un sentiment de dépendance en s'impliquant excessivement dans la vie de l'enfant, ce qui donne à l'enfant le sentiment qu'il ne peut pas s'en sortir sans la présence et les conseils constants du parent aliénant.

Le rôle des faux souvenirs et des fausses allégations

- Implantation de faux souvenirs : le parent aliénant peut manipuler l'enfant en lui faisant croire que des événements négatifs se sont produits impliquant le parent ciblé, même si ce n'est pas le cas. Au fil du temps, ces faux souvenirs peuvent s'enraciner dans l'esprit de l'enfant.

- Fausses allégations : Dans les cas extrêmes, le parent aliénant peut formuler de fausses allégations de maltraitance ou de négligence contre le parent visé. Ces allégations peuvent être dévastatrices sur le plan émotionnel et juridique et sont souvent difficiles à réfuter.

- Techniques de renforcement : Le parent aliénant peut utiliser la répétition et le renforcement émotionnel pour solidifier les faux souvenirs et les fausses allégations, rendant l'enfant plus résistant aux preuves ou aux expériences contradictoires.

Manipulation et contrôle émotionnels

- Culpabilisation : Le parent aliénant peut induire des sentiments de culpabilité chez l'enfant pour avoir montré de l'affection ou de la loyauté envers le parent ciblé, en présentant ces sentiments comme des trahisons.

- Créer la peur : L'enfant peut être amené à craindre le parent ciblé en exagérant les risques ou en fabriquant des dangers, ce qui conduit à l'anxiété et à l'évitement.

- Récompense et punition : Le parent aliénant peut utiliser un système de récompenses et de punitions pour contrôler le comportement de l'enfant, récompensant la conformité par l'affection et punissant la désobéissance par le retrait émotionnel ou la colère.

- Isoler l'enfant : L'enfant peut être isolé de sa famille élargie, de ses amis ou des membres de la communauté qui soutiennent le parent ciblé, ce qui limite son exposition à des perspectives alternatives.

Identifier les signes avant-coureurs

- Changements de comportement : Des changements soudains dans le comportement de l'enfant, tels qu'une agressivité accrue, un repli sur soi ou une anxiété, peuvent être des indicateurs précoces d'aliénation.

- Changements d'affection : Des changements notables dans l'affection et la loyauté de l'enfant, surtout s'ils semblent disproportionnés ou injustifiés, peuvent signaler une manipulation.

- Langage répété : si l'enfant utilise un langage ou des phrases qui semblent hors de son caractère ou qui imitent les récits du parent aliénant, cela peut indiquer un coaching.

- Réticence ou refus de visite : La réticence ou le refus catégorique d'un enfant de rendre visite ou de communiquer avec le parent ciblé, surtout sans raisons claires, peut être un signe avant-coureur.

- Dysrégulation émotionnelle : Des signes de dysrégulation émotionnelle, tels que des réactions extrêmes à des événements mineurs, peuvent indiquer un stress et une manipulation sous-jacents.

En examinant les tactiques et stratégies employées par le parent aliénant, le rôle des faux souvenirs et des fausses allégations, la manipulation émotionnelle et les signes avant-coureurs, ce chapitre fournit une compréhension détaillée du fonctionnement de l'aliénation parentale basée sur l'attachement. Reconnaître ces mécanismes est essentiel pour identifier et traiter l'aliénation avant qu'elle ne cause des dommages à long terme à la relation parent-enfant.

Confusion d'identité

- Perturbation de la conception de soi : l'aliénation parentale liée à l'attachement peut perturber gravement la conception de soi de l'enfant. Lorsque la perception qu'un enfant a de l'un de ses parents est manipulée, cela peut créer une confusion quant à sa propre identité, ses valeurs et ses croyances.

- Loyauté partagée : l'enfant peut se sentir déchiré entre son amour naturel pour le parent ciblé et sa loyauté envers le parent aliénant, ce qui entraîne un conflit interne et une confusion d'identité.

- Perte d'authenticité : Le besoin de s'aligner sur les opinions du parent aliénant peut amener l'enfant à supprimer ou à nier ses véritables sentiments et pensées, entraînant une perte d'authenticité et de conscience de soi.

Anxiété et dépression

- Stress chronique : les troubles émotionnels causés par l'aliénation peuvent conduire à un stress chronique, se manifestant par de l'anxiété et de la dépression. L'enfant peut éprouver une inquiétude constante quant à la satisfaction du parent aliénant et une peur des représailles ou du rejet.

- Faible estime de soi : des récits négatifs persistants sur le parent ciblé peuvent éroder l'estime de soi de l'enfant, car il peut intérioriser ces messages et se sentir indigne ou inadéquat.

- Désespoir et désespoir : le sentiment d'être pris dans une situation inéluctable, combiné à la perte d'une relation significative avec le parent ciblé, peut conduire à des sentiments de désespoir et de désespoir, contribuant à la dépression.

Dysrégulation émotionnelle et peur de l'abandon

- Réponses émotionnelles incohérentes : La manipulation et le contrôle émotionnel exercés par le parent aliénant peuvent entraîner des réponses émotionnelles incohérentes et imprévisibles chez l'enfant. Il peut avoir du mal à réguler ses émotions, ce qui peut conduire à des crises ou à un repli sur soi.

- Peur de l'abandon : les tactiques du parent aliénant consistent souvent à créer une peur de l'abandon, que ce soit de la part du parent ciblé ou de lui-même. Cette peur peut devenir omniprésente, affectant la capacité de l'enfant à former des liens solides dans d'autres relations.

- Hypervigilance : l'enfant peut devenir hypervigilant, constamment sur le qui-vive et trop sensible aux signes potentiels d'abandon ou de désapprobation. Cet état de vigilance accrue peut être épuisant et préjudiciable à son bien-être général.

En explorant les effets émotionnels et psychologiques de l'aliénation parentale liée à l'attachement, ce chapitre vise à mettre en évidence l'impact profond qu'elle a sur la santé mentale et le développement de l'enfant. Il est essentiel de comprendre ces effets pour identifier l'aliénation et fournir un soutien et des interventions appropriés pour aider l'enfant à guérir et à développer une régulation émotionnelle et une image de soi saines.

Difficultés relationnelles

- Problèmes de confiance : les enfants victimes d'une aliénation parentale basée sur l'attachement développent souvent des problèmes de confiance profondément ancrés, ce qui les empêche de nouer et de maintenir des relations saines. Ils peuvent devenir méfiants à l'égard des intentions des autres, craignant la manipulation ou la trahison.

- Difficulté d'intimité : la rupture d'une relation parentale fondamentale peut rendre difficile pour les enfants de développer des relations intimes. Ils peuvent avoir du mal à gérer leur vulnérabilité et leur proximité émotionnelle, par peur du rejet ou de l'abandon.

- Conflits dans les relations entre pairs : les comportements appris de manipulation et d'amour conditionnel peuvent déborder sur les relations entre pairs, entraînant des conflits, des malentendus et des difficultés à entretenir des amitiés.

Isolement social et défis d'interaction

- Retrait des activités sociales : les enfants en situation d'aliénation peuvent se retirer des activités sociales et s'isoler, soit en raison de l'influence directe du parent aliénant, soit comme mécanisme d'adaptation à leurs troubles émotionnels.

- Faibles compétences sociales : l'environnement aliénant prive souvent les enfants d'opportunités de développer des compétences sociales saines. Ils peuvent avoir des difficultés avec les interactions sociales de base, telles que le partage, l'empathie et la communication efficace.

- Stigmatisation et intimidation : la détresse émotionnelle visible et les changements de comportement chez les enfants aliénés peuvent en faire des cibles d'intimidation ou de stigmatisation de la part de leurs pairs, aggravant encore leur isolement et leurs difficultés sociales.

Réalité déformée et mauvaise prise de décision

- Dissonance cognitive : les récits contradictoires du parent aliénant et les propres expériences de l'enfant avec le parent ciblé peuvent créer une dissonance cognitive. Ce malaise mental peut déformer la perception de la réalité par l'enfant, ce qui l'empêche de distinguer la vérité de la manipulation.

- Jugement altéré : la manipulation émotionnelle constante peut altérer le jugement et la capacité de prise de décision de l'enfant. Il peut devenir trop dépendant du parent aliénant pour le guider, et manquer de confiance en sa propre capacité à prendre des décisions judicieuses.

- Effets cognitifs à long terme : une exposition prolongée à la manipulation et à l'acceptation conditionnelle peut avoir des effets cognitifs à long terme, notamment des difficultés de réflexion critique, de résolution de problèmes et de pensée indépendante. Ces difficultés peuvent affecter les résultats scolaires et la réussite professionnelle ultérieure.

En examinant les effets sociaux et cognitifs de l'aliénation parentale liée à l'attachement, ce chapitre souligne l'impact multiforme qu'elle a sur le développement de l'enfant. Il est essentiel de comprendre ces effets pour apporter un soutien complet aux enfants aliénés, les aider à rétablir la confiance, à développer des compétences sociales saines et à reprendre confiance en leur propre jugement et en leurs capacités de prise de décision.

Les défis de l'âge adulte

- Instabilité relationnelle : les adultes qui ont vécu une aliénation parentale liée à l'attachement dans leur enfance sont souvent confrontés à des difficultés importantes pour nouer et maintenir des relations amoureuses saines. Les problèmes enracinés de confiance, d'intimité et de régulation émotionnelle peuvent entraîner des cycles répétés d'instabilité et de conflit dans les relations.

- Difficultés parentales : les enfants aliénés qui deviennent eux-mêmes parents peuvent avoir des difficultés à s'éduquer. Ils peuvent soit surcompenser leur style parental, en devenant trop permissifs ou protecteurs, soit répéter les schémas de manipulation et de contrôle qu'ils ont connus, perpétuant ainsi le cycle du dysfonctionnement.

- Carrière et luttes professionnelles : les conséquences psychologiques et émotionnelles de l'aliénation peuvent se manifester sur le lieu de travail. Des problèmes tels que des difficultés à prendre des décisions, des difficultés avec les figures d'autorité et de faibles compétences sociales peuvent entraver le développement de carrière et la réussite professionnelle.

Problèmes de ressentiment, de colère et de réconciliation

- Ressentiment envers le parent aliénant : à mesure que les enfants aliénés grandissent et acquièrent une perspective plus large, ils peuvent commencer à reconnaître la manipulation dont ils ont été victimes. Cette prise de conscience peut conduire à des sentiments profonds de ressentiment et de colère envers le parent aliénant pour avoir perturbé leur relation avec le parent ciblé et causé un préjudice émotionnel.

- Colère et culpabilité : le conflit interne et les troubles émotionnels résultant de l'aliénation peuvent entraîner des sentiments persistants de colère et de culpabilité. Les adultes peuvent se sentir coupables d'avoir rejeté le parent ciblé et en colère contre eux-mêmes d'avoir été manipulés, créant ainsi un paysage émotionnel complexe dans lequel il peut être difficile de naviguer.

- Défis de la réconciliation : reconstruire une relation avec le parent ciblé à l'âge adulte peut être semé d'embûches. Les effets à long terme de l'aliénation, notamment la méfiance et les cicatrices émotionnelles, peuvent faire de la réconciliation un processus lent et douloureux. L'enfant adulte et le parent ciblé devront aborder ces questions avec prudence et avec le soutien d'un professionnel pour reconstruire leur lien.

En explorant les conséquences à long terme de l'aliénation parentale liée à l'attachement, ce chapitre met en évidence l'impact durable que cette forme de manipulation peut avoir sur les individus jusqu'à l'âge adulte. Il est essentiel de comprendre ces effets à long terme pour développer des interventions thérapeutiques et des systèmes de soutien efficaces afin d'aider les personnes concernées à guérir, à se réconcilier et à mener une vie plus saine et plus épanouissante.

Impact sur les relations avec les grands-parents, tantes, oncles, etc.

- Dommages collatéraux : l'aliénation parentale fondée sur l'attachement s'étend souvent au-delà de la relation parent-enfant immédiate, affectant négativement les relations de l'enfant avec les membres de la famille élargie tels que les grands-parents, les tantes, les oncles et les cousins. Ces relations peuvent être minées ou complètement rompues par le parent aliénant.

- Perte de soutien : l'enfant perd de précieux soutiens affectifs et sociaux lorsqu'il est coupé des membres de sa famille élargie. Ces proches lui apportent souvent des perspectives différentes et des sources d'amour inconditionnel et de conseils qui peuvent aider à contrebalancer l'influence du parent aliénant.

- Désinformation et division : le parent aliénant peut diffuser des informations fausses ou exagérées sur le parent ciblé aux membres de la famille élargie, créant ainsi des divisions et des tensions au sein du réseau familial élargi. Cela peut conduire à des relations familiales brisées et à un manque de soutien cohérent pour l'enfant.

- Impact émotionnel sur la famille élargie : les membres de la famille élargie éprouvent souvent eux-mêmes une détresse émotionnelle en raison de l'aliénation. Les sentiments d'impuissance, de frustration et de chagrin liés à la perte de leur relation avec l'enfant sont courants.

Effets générationnels de l'aliénation

- Perpétuation du dysfonctionnement : les effets de l'aliénation parentale basée sur l'attachement peuvent transcender les générations. Les enfants qui grandissent dans un environnement de manipulation et d'amour conditionnel peuvent reproduire ces comportements dans leurs propres relations, perpétuant ainsi un cycle de dysfonctionnement émotionnel et de manipulation.

- Traumatisme héréditaire : Le traumatisme émotionnel et psychologique vécu par l'enfant aliéné peut être transmis à ses propres enfants, conduisant à des modèles intergénérationnels d'insécurité, de méfiance et d'instabilité émotionnelle.

- Héritage familial de conflits : Le conflit et la division permanents causés par l'aliénation peuvent devenir une partie de l'héritage familial, affectant non seulement la famille immédiate mais aussi les générations futures, qui peuvent porter le fardeau des tensions et des griefs familiaux non résolus.

Les singes volants : la famille élargie comme instrument d'aliénation

- Tactiques de recrutement : le parent aliénant peut recruter des membres de sa famille élargie comme « singes volants » pour faire avancer ses projets contre le parent ciblé. Ces membres de la famille peuvent être manipulés pour croire au récit du parent aliénant et agir comme agents d'aliénation.

- Amplification de l'aliénation : les singes volants peuvent amplifier l'aliénation en renforçant les représentations négatives du parent ciblé, soit directement auprès de l'enfant, soit dans le contexte familial plus large. Cela peut intensifier le rejet du parent ciblé par l'enfant et l'isoler davantage.

- Attaques contre le parent ciblé : les membres de la famille élargie agissant comme des singes volants peuvent adopter des comportements qui attaquent ou sapent le parent ciblé, comme répandre des rumeurs, l'exclure des événements familiaux ou soutenir les tactiques juridiques ou sociales du parent aliénant.

- Participation involontaire : Certains membres de la famille élargie peuvent devenir involontairement des singes volants, croyant sincèrement qu'ils agissent dans l'intérêt supérieur de l'enfant sur la base des fausses informations fournies par le parent aliénant.

Naviguer dans les réunions et événements familiaux

- Dynamique gênante : les réunions et événements familiaux peuvent devenir chargés de tensions et de dynamiques gênantes en raison de l'aliénation. L'enfant peut se sentir déchiré entre la loyauté envers le parent aliénant et son désir de se rapprocher des membres de la famille élargie.

- Stratégies d'inclusion : les membres de la famille élargie peuvent employer des stratégies pour gérer cette dynamique difficile, comme maintenir un terrain neutre, éviter les discussions négatives sur l'un ou l'autre des parents et se concentrer sur la création d'environnements positifs et inclusifs.

- Construire des ponts : Reconstruire des relations lors des réunions de famille exige de la patience et de la compréhension. Les membres de la famille élargie doivent s'efforcer d'établir la confiance et d'apporter un soutien constant et sans jugement à l'enfant.

- Médiation professionnelle : Dans certains cas, une médiation professionnelle ou une thérapie familiale peuvent être nécessaires pour faciliter des interactions saines lors d'événements familiaux et pour aborder les problèmes sous-jacents contribuant à l'aliénation.

En examinant le rôle de la famille élargie et les effets générationnels de l'aliénation parentale liée à l'attachement, ce chapitre met en évidence l'impact plus large de l'aliénation sur les relations familiales et l'importance de maintenir des liens avec les membres de la famille élargie. La compréhension de ces dynamiques, y compris le rôle des singes volants, peut aider les membres de la famille élargie à gérer plus efficacement leurs interactions avec l'enfant et à fournir le soutien nécessaire pour contrer les effets négatifs de l'aliénation.

8. IMPACT ÉMOTIONNEL ET PSYCHOLOGIQUE

Détresse émotionnelle et problèmes de santé mentale

- Stress et anxiété chroniques : le parent ciblé souffre souvent de stress et d'anxiété chroniques en raison de la manipulation continue, des fausses allégations et des conflits perpétués par le parent aliénant. Cet état constant de trouble émotionnel peut entraîner des problèmes de santé physique tels que l'hypertension, des troubles du sommeil et un système immunitaire affaibli.

- Dépression : la douleur émotionnelle provoquée par la perte d'une relation significative avec son enfant peut conduire à la dépression. Les sentiments d'impuissance, de tristesse et de désespoir sont courants et le parent ciblé peut être aux prises avec un sentiment d'inutilité ou de désespoir.

- Traumatisme et syndrome de stress post-traumatique : le parent ciblé peut développer des symptômes de traumatisme ou de syndrome de stress post-traumatique (SSPT) en raison de la violence émotionnelle et psychologique liée à l'aliénation. Les flashbacks, l'hypervigilance et l'engourdissement émotionnel sont des symptômes potentiels.

Atteinte à la réputation et au statut social

- Assaut sur la personnalité : le parent aliénant se livre souvent à une campagne d'assassinat de la personnalité, en diffusant des accusations fausses ou exagérées à l'encontre du parent ciblé. Cela peut nuire à la réputation du parent ciblé au sein de sa famille, de sa communauté et de son cercle professionnel.

- Isolement social : le parent ciblé peut se retrouver isolé socialement en raison de l'aliénation. Les amis et les membres de la famille peuvent s'éloigner en raison des récits négatifs propagés par le parent aliénant, laissant le parent ciblé se sentir seul et sans soutien.

- Pressions juridiques et financières : le parent ciblé peut être confronté à des difficultés juridiques et financières importantes alors qu'il lutte pour maintenir une relation avec son enfant. Les batailles juridiques, les frais de thérapie et la perte potentielle de revenus due à la détresse émotionnelle peuvent entraîner une instabilité financière et une dégradation supplémentaire de son statut social.

Mécanismes d'adaptation et résilience

- Recherche de soutien : Il est essentiel pour le parent ciblé de se constituer un réseau de soutien. Il peut s'agir d'amis, de membres de la famille, de groupes de soutien et de professionnels de la santé mentale qui comprennent les complexités de l'aliénation parentale et peuvent fournir un soutien émotionnel et pratique.

- Aide professionnelle : une thérapie ou un suivi psychologique peut aider le parent concerné à gérer ses émotions, à développer des stratégies d'adaptation et à renforcer sa résilience. La thérapie cognitivo-comportementale (TCC), la thérapie axée sur le traumatisme et les groupes de soutien spécifiquement destinés aux parents aliénés peuvent être particulièrement bénéfiques.

- Soins personnels : il est essentiel de donner la priorité aux soins personnels pour maintenir la santé mentale et émotionnelle. Des activités telles que l'exercice, la méditation, les loisirs et le temps passé avec des amis qui les soutiennent peuvent aider le parent ciblé à gérer le stress et à améliorer son bien-être général.

- Efforts juridiques et de défense : Le parent ciblé peut bénéficier de conseils juridiques et d'un plaidoyer pour s'orienter dans les complexités des litiges relatifs au tribunal de la famille et à la garde des enfants. Comprendre ses droits légaux et trouver un avocat expérimenté dans le traitement des cas d'aliénation parentale peut faire une différence significative.

- Développer la résilience : Développer la résilience implique de trouver un sens et un but malgré l'adversité. Le parent ciblé peut se concentrer sur sa croissance personnelle, se fixer de nouveaux objectifs et s'engager dans des activités qui renforcent son sentiment d'identité et d'estime de soi.

En explorant l'impact émotionnel et psychologique de l'aliénation parentale liée à l'attachement sur le parent ciblé, ce chapitre vise à mettre en évidence les défis profonds auxquels il est confronté. La compréhension de ces impacts est essentielle pour développer des systèmes de soutien et des stratégies d'adaptation efficaces afin d'aider les parents ciblés à traverser leurs circonstances difficiles et à renforcer leur résilience face à l'adversité.

Batailles juridiques et dynamiques judiciaires

- Litiges complexes en matière de garde des enfants : les batailles juridiques concernant la garde et les droits de visite peuvent être longues, émotionnellement épuisantes et financièrement épuisantes. Le parent ciblé doit souvent se battre pour prouver l'aliénation et démontrer son aptitude en tant que parent dans un système qui peut ne pas comprendre ou reconnaître pleinement les nuances de l'aliénation parentale basée sur l'attachement.

- Préjugés et malentendus : les tribunaux et les professionnels du droit peuvent avoir des préjugés ou des malentendus concernant l'aliénation parentale. Les juges et les évaluateurs de garde peuvent interpréter à tort le rejet de l'enfant par le parent ciblé comme le reflet de déficiences parentales réelles plutôt que comme le résultat d'une manipulation.

- Recueil de preuves : il peut être difficile de rassembler des preuves pour étayer les allégations d'aliénation. Le parent ciblé doit documenter les cas de manipulation, les fausses allégations et les comportements qui démontrent l'aliénation, ce qui peut être difficile et prendre du temps.

- Impact émotionnel : la nature conflictuelle de la dynamique judiciaire peut exacerber la détresse émotionnelle du parent visé. Les contre-interrogatoires, les accusations et la pression pour prouver leur accusation peuvent entraîner une anxiété et une fatigue émotionnelle accrues.

Abus financiers et privation de ressources

- Frais juridiques : Le coût élevé de la représentation juridique et des frais de justice peut épuiser les ressources financières du parent visé. Les batailles juridiques prolongées peuvent entraîner des difficultés financières importantes, affectant sa capacité à maintenir une vie stable.

- Manipulation économique : Le parent aliénant peut se livrer à une manipulation économique, en utilisant le contrôle financier ou l'abus comme tactique pour affaiblir davantage le parent ciblé. Cela peut inclure le refus de pension alimentaire pour enfants, le vidage des comptes communs ou la création d'une dépendance financière.

- Perte de revenus : Le stress et le temps consacrés aux batailles juridiques peuvent affecter la capacité du parent visé à travailler, ce qui peut entraîner une perte de revenus ou une instabilité de l'emploi. Cette instabilité financière peut affaiblir davantage leur position dans les conflits relatifs à la garde des enfants et limiter leur capacité à subvenir aux besoins de leur enfant.

Le coût des fausses déclarations et des lacunes juridiques

- Fausses allégations : Le parent aliénant peut formuler de fausses allégations de maltraitance, de négligence ou d'inaptitude contre le parent visé. Se défendre contre ces allégations nécessite des ressources financières importantes et l'atteinte à la réputation peut avoir des conséquences à long terme.

- Représentation juridique inadéquate : tous les professionnels du droit ne sont pas bien informés sur les complexités de l'aliénation parentale. Une représentation inadéquate peut entraîner des résultats défavorables, aggravant encore davantage l'aliénation et exacerbant la détresse du parent ciblé.

- Coûts d'opportunité : le temps et l'énergie consacrés aux batailles juridiques et à la défense contre de fausses allégations peuvent nuire à la capacité du parent ciblé à se concentrer sur sa carrière, ses études ou son développement personnel. Ces coûts d'opportunité peuvent avoir des répercussions financières et personnelles à long terme.

Stratégies pour faire face aux défis juridiques et financiers

- Témoignage d'expert : Faire appel à des experts en psychologie, en développement de l'enfant et en aliénation parentale peut fournir des témoignages et des preuves précieux pour étayer la cause du parent ciblé devant le tribunal.

- Aide juridique et services pro bono : La recherche d'organismes d'aide juridique ou de services pro bono peut apporter un soulagement financier et un accès à une représentation juridique expérimentée.

- Planification financière : Travailler avec un conseiller financier peut aider le parent ciblé à gérer les frais juridiques, à planifier la stabilité financière à long terme et à surmonter les défis économiques.

- Plaidoyer et éducation : S'éduquer et plaider pour une meilleure compréhension et reconnaissance de l'aliénation parentale au sein du système juridique peut contribuer au changement systémique et améliorer les résultats pour les autres parents ciblés.

En examinant les défis juridiques et financiers auxquels sont confrontés les parents ciblés, ce chapitre met en évidence les obstacles multiples et souvent insurmontables auxquels ils sont confrontés. Il est essentiel de comprendre ces défis pour élaborer des stratégies et des ressources efficaces afin d'aider les parents ciblés à s'y retrouver dans le système juridique et à gérer les difficultés financières, les aidant ainsi à protéger leur relation avec leur enfant.

Érosion de la confiance et barrières de communication

- Rupture de confiance : la manipulation et la désinformation propagées par le parent aliénant peuvent gravement éroder la confiance entre le parent ciblé et l'enfant. L'enfant peut en venir à considérer le parent ciblé avec suspicion, peur ou ressentiment, ce qui rend difficile une communication ouverte et honnête.

- Obstacles à la communication : l'enfant aliéné peut être réticent ou peu disposé à communiquer avec le parent ciblé. Cette réticence peut se manifester par un évitement, une hostilité ou un refus d'engager le dialogue, créant ainsi des obstacles importants à la reconstruction de la relation.

- Distance émotionnelle : La manipulation émotionnelle du parent aliénant peut créer une distance émotionnelle importante entre le parent ciblé et l'enfant. L'enfant peut paraître émotionnellement détaché ou indifférent, ce qui rend difficile toute connexion significative.

Qualité de l'interaction et de l'engagement

- Interactions superficielles : lorsque le contact est maintenu, les interactions peuvent être superficielles et manquer de profondeur émotionnelle. L'enfant peut être sur ses gardes et réticent à tout engagement significatif, ce qui conduit à des rencontres tendues et gênantes.

- Obligation forcée : dans certains cas, l'enfant peut participer aux interactions avec le parent ciblé par obligation ou coercition plutôt que par désir sincère. Cette obéissance forcée peut tendre davantage la relation et renforcer les sentiments négatifs.

- Contacts irréguliers : l'influence du parent aliénant peut conduire à des contacts irréguliers entre le parent ciblé et l'enfant. Des interactions sporadiques et imprévisibles entravent le développement d'une relation stable et enrichissante.

Effets néfastes du choix d'un conseiller peu instruit

- Mauvais diagnostic et incompréhension : les conseillers qui ne sont pas formés à l'aliénation liée à l'attachement peuvent mal diagnostiquer la situation ou mal comprendre la dynamique en jeu. Cela peut conduire à des interventions inappropriées ou inefficaces qui aggravent le problème au lieu de le résoudre.

- Renforcement de l'aliénation : un conseiller mal informé pourrait par inadvertance renforcer l'aliénation en validant les perceptions négatives de l'enfant à l'égard du parent ciblé sans comprendre la manipulation sous-jacente. Cela peut renforcer davantage le rejet de l'enfant.

- Augmentation des conflits : des séances de conseil mal gérées peuvent accroître les conflits entre le parent ciblé et l'enfant. Si le conseiller prend le parti du parent aliénant ou ne parvient pas à reconnaître les tactiques de manipulation utilisées, cela peut creuser le fossé et accentuer les tensions.

- Dommage émotionnel : des approches thérapeutiques inappropriées peuvent causer un préjudice émotionnel supplémentaire au parent ciblé et à l'enfant. Le parent ciblé peut se sentir encore plus marginalisé et défavorisé, tandis que l'enfant peut ressentir une confusion et une détresse accrues.

Stratégies pour reconstruire les relations

- Patience et persévérance : Rétablir la confiance et la communication avec l'enfant aliéné exige de la patience et de la persévérance. Le parent ciblé doit se préparer à un processus graduel et rester cohérent dans ses efforts pour établir un lien avec l'enfant.

- Approche sans jugement : Adopter une approche sans jugement et empathique est crucial. Le parent ciblé doit éviter de critiquer le parent aliénant ou de faire pression sur l'enfant pour qu'il prenne parti. Il doit plutôt se concentrer sur la création d'un environnement sûr et favorable à une communication ouverte.

- Choisir le bon thérapeute : il est essentiel de faire appel à un thérapeute qui connaît bien l'aliénation liée à l'attachement. Ce type de thérapeute peut fournir un cadre structuré et favorable pour reconstruire la relation parent-enfant, faciliter la communication, aborder les problèmes sous-jacents et aider l'enfant à gérer ses émotions.

- Du temps de qualité : donner la priorité au temps de qualité et aux activités partagées peut aider à renforcer le lien entre le parent ciblé et l'enfant. Trouver des intérêts communs et participer à des activités agréables peut créer des expériences et des souvenirs positifs.

- Renforcement positif : Offrir un renforcement positif et une validation peut aider à rétablir la confiance et l'estime de soi de l'enfant. Reconnaître les sentiments et les efforts de l'enfant et lui fournir un soutien émotionnel constant peut favoriser un sentiment de sécurité et de connexion.

- Communication ouverte : il est essentiel d'encourager une communication ouverte et honnête. Le parent ciblé doit écouter activement les préoccupations et les sentiments de l'enfant, valider ses expériences et répondre avec empathie et compréhension.

En explorant la dynamique de la relation parent-enfant affectée par l'aliénation parentale liée à l'attachement, ce chapitre met en évidence les complexités et les défis liés au rétablissement de la confiance et de la communication. Comprendre cette dynamique, reconnaître l'importance de choisir un conseiller compétent et mettre en œuvre des stratégies efficaces peut aider le parent ciblé à entretenir une relation plus saine et plus significative avec son enfant, œuvrant finalement vers la guérison et la réconciliation.

L'importance de prendre soin de soi

- Résilience émotionnelle : Prendre soin de soi est essentiel pour développer la résilience émotionnelle nécessaire pour surmonter les défis de l'aliénation parentale liée à l'attachement. Cela donne au parent ciblé la force de faire face à la détresse émotionnelle, de maintenir une attitude positive et de persévérer dans ses efforts pour renouer avec son enfant.

- Santé mentale : donner la priorité aux soins personnels permet de protéger la santé mentale du parent ciblé. S'engager dans des activités qui favorisent la relaxation et le bien-être émotionnel peut réduire le risque d'anxiété, de dépression et d'épuisement professionnel.

- Santé physique : le stress lié à l'éloignement peut nuire à la santé physique. Des pratiques d'auto-soins telles que l'exercice régulier, une alimentation équilibrée et un sommeil suffisant sont essentielles pour maintenir une bonne santé et un bien-être général.

Stratégies pour maintenir la santé mentale et physique

- Pleine conscience et méditation : la pratique de la pleine conscience et de la méditation peut aider le parent ciblé à gérer le stress, à améliorer la régulation émotionnelle et à maintenir un sentiment de calme. Ces techniques peuvent également améliorer la conscience de soi et favoriser un état d'esprit plus positif.

- Activité physique : L'exercice régulier est un outil puissant pour combattre le stress et améliorer l'humeur. Des activités comme la marche, la course, le yoga ou la natation peuvent aider le parent ciblé à relâcher les tensions, à augmenter son niveau d'énergie et à favoriser sa santé physique globale.

- Alimentation saine : une alimentation équilibrée et riche en nutriments favorise la santé mentale et physique. Consommer une variété de fruits, de légumes, de céréales complètes et de protéines maigres peut aider le parent ciblé à se sentir plus énergique et plus résilient.

- Sommeil adéquat : Assurer un sommeil suffisant et de qualité est essentiel à la récupération mentale et physique. Le parent ciblé doit privilégier de bonnes pratiques d'hygiène du sommeil, comme le maintien d'un horaire de sommeil régulier et la création d'un environnement de sommeil réparateur.

- Loisirs et centres d'intérêt : S'adonner à des loisirs et à des centres d'intérêt peut procurer un sentiment de joie et d'épanouissement. Qu'il s'agisse de lire, de jardiner, de peindre ou de jouer d'un instrument de musique, ces activités offrent un moyen précieux d'échapper au stress et de renouer avec ses passions personnelles.

- Soutien professionnel : demander un soutien professionnel auprès de thérapeutes, de conseillers ou de groupes de soutien peut offrir un espace sûr pour gérer les émotions, acquérir des connaissances et développer des stratégies d'adaptation. Les professionnels qui comprennent l'aliénation liée à l'attachement peuvent offrir des conseils et un soutien ciblés.

Construire un système de soutien

- Amis et famille : il est essentiel de créer un réseau de soutien solide composé d'amis et de membres de la famille de confiance. Ces personnes peuvent apporter un soutien émotionnel, une assistance pratique et un sentiment d'appartenance à une communauté. Partager des expériences avec des personnes qui comprennent et se soucient de la personne peut atténuer le sentiment d'isolement.

- Groupes de soutien : Rejoindre des groupes de soutien pour les parents confrontés à l'aliénation peut permettre d'établir des liens précieux avec d'autres personnes confrontées à des défis similaires. Ces groupes offrent une plateforme pour partager des expériences, obtenir des conseils et trouver la solidarité.

- Soutien juridique et de défense des droits : le recours à des professionnels du droit et à des organisations de défense des droits expérimentés dans le domaine de l'aliénation parentale peut apporter un soutien crucial. Ces experts peuvent aider le parent ciblé à surmonter les défis juridiques, à comprendre ses droits et à plaider pour un traitement équitable.

- Ressources communautaires : Le recours aux ressources communautaires, comme les centres de conseil locaux, les programmes de bien-être et les activités récréatives, peut améliorer le système de soutien du parent ciblé. Ces ressources peuvent offrir des possibilités supplémentaires de connexion sociale et de croissance personnelle.

En soulignant l'importance de prendre soin de soi et en proposant des stratégies pratiques pour préserver la santé mentale et physique, ce chapitre souligne la nécessité de donner la priorité au bien-être du parent ciblé. La création d'un système de soutien solide est également essentielle pour s'orienter dans les complexités de l'aliénation parentale basée sur l'attachement. Ensemble, ces approches peuvent permettre au parent ciblé de maintenir sa résilience, de favoriser sa croissance personnelle et de poursuivre ses efforts pour reconstruire sa relation avec son enfant.

Comprendre les droits légaux et les lois sur la garde

- La connaissance est un pouvoir : il est essentiel de comprendre les droits légaux et les lois sur la garde des enfants pour que les parents ciblés puissent s'y retrouver dans les complexités de l'aliénation parentale liée à l'attachement. Se familiariser avec les lois pertinentes du droit de la famille, les réglementations sur la garde des enfants et les procédures judiciaires peut fournir une base solide pour une défense efficace.

- Accords de garde : les différents types d'accords de garde, comme la garde partagée, la garde exclusive et les droits de visite, ont chacun des implications juridiques spécifiques. Connaître les différences et la façon dont elles s'appliquent à sa situation peut éclairer les stratégies et les attentes juridiques.

- Reconnaissance de l'aliénation parentale : De plus en plus, les tribunaux reconnaissent l'aliénation parentale comme un problème grave qui a des répercussions sur les décisions de garde. Comprendre comment l'aliénation parentale est perçue dans le système juridique et les critères utilisés pour l'identifier peut être essentiel pour présenter un dossier convaincant.

Le rôle de la représentation légale

- Choisir le bon avocat : Il est essentiel de choisir un avocat expérimenté en droit de la famille et connaissant bien l'aliénation parentale. Un avocat qui comprend les nuances de l'aliénation peut défendre efficacement le parent ciblé et s'orienter dans les complexités juridiques impliquées.

- Élaboration d'une stratégie juridique : Un avocat expérimenté peut aider à élaborer une stratégie juridique complète adaptée à la situation spécifique du parent ciblé. Cela peut inclure la collecte de preuves, la préparation des audiences au tribunal et la négociation des modalités de garde.

- Témoignage d'expert : la représentation juridique peut faciliter l'inclusion de témoignages d'experts de psychologues, de thérapeutes ou de spécialistes du développement de l'enfant qui peuvent fournir des informations essentielles et soutenir la cause de l'aliénation parentale.

- Assistance continue : Au-delà de la défense devant le tribunal, un avocat compétent fournit un soutien et des conseils continus tout au long du processus juridique. Ce soutien peut être inestimable pour gérer les défis émotionnels et procéduraux qui surviennent.

Stratégies pour une défense efficace devant les tribunaux

- Documentation des preuves : une documentation complète est essentielle pour démontrer l'aliénation parentale. La tenue de registres détaillés des communications, des visites et des cas de manipulation peut fournir des preuves convaincantes devant le tribunal.

- Présenter un récit clair : Il est essentiel de présenter de manière efficace un récit clair et cohérent qui décrit l'aliénation et son impact sur la relation parent-enfant. Ce récit doit être appuyé par des preuves et des témoignages d'experts.

- Rester calme : la nature émotionnelle des conflits de garde peut rendre les procédures judiciaires difficiles. Garder son sang-froid, rester concentré sur les faits et éviter les explosions émotionnelles peut améliorer la crédibilité et renforcer le dossier.

- Mettre l'accent sur l'intérêt supérieur de l'enfant : Il est primordial de mettre l'accent sur l'intérêt supérieur de l'enfant dans les décisions relatives à la garde des enfants. Le fait de souligner comment le maintien d'une relation avec les deux parents favorise le bien-être émotionnel et psychologique de l'enfant peut avoir un écho auprès du tribunal.

- Recours à la médiation et au droit collaboratif : dans certains cas, la médiation ou le droit collaboratif peuvent offrir des alternatives moins conflictuelles aux batailles judiciaires traditionnelles. Ces méthodes peuvent faciliter un dialogue plus constructif et conduire à des solutions mutuellement acceptables.

En offrant un aperçu complet de la navigation dans le système juridique, ce chapitre vise à donner aux parents ciblés les connaissances et les stratégies nécessaires pour défendre efficacement leurs droits et les intérêts supérieurs de leur enfant. Comprendre les droits légaux, choisir la bonne représentation juridique et utiliser des techniques efficaces de défense devant les tribunaux peuvent avoir un impact significatif sur l'issue des litiges relatifs à la garde et sur la capacité à lutter contre l'aliénation parentale fondée sur l'attachement.

Conseil et thérapie pour les enfants

- Thérapie centrée sur l'enfant : Engager les enfants dans une thérapie centrée sur l'enfant peut les aider à gérer leurs émotions et leurs expériences liées à l'aliénation parentale. Les thérapeutes formés en psychologie de l'enfant et aux problèmes liés à l'attachement peuvent créer un espace sûr pour que l'enfant puisse explorer ses sentiments sans crainte de jugement ou de manipulation.

- Thérapie par le jeu : pour les jeunes enfants, la thérapie par le jeu peut être une approche efficace. Grâce au jeu, les enfants peuvent exprimer leurs émotions et leurs expériences de manière non verbale. Les thérapeutes par le jeu peuvent interpréter ces expressions et aider l'enfant à gérer des sentiments complexes.

- Thérapie cognitivo-comportementale (TCC) : la TCC peut aider les enfants plus âgés et les adolescents à gérer les schémas de pensée et les comportements négatifs influencés par le parent aliénant. Elle se concentre sur le développement de modes de pensée plus sains et sur la gestion du stress, réduisant ainsi l'impact de la manipulation.

- Soins tenant compte des traumatismes : Sachant que l'enfant a pu subir un traumatisme émotionnel en raison de l'aliénation, des soins tenant compte des traumatismes sont essentiels. Cette approche garantit que la thérapie est menée de manière sensible à l'histoire traumatique de l'enfant et se concentre sur la guérison et le renforcement de la résilience.

Soutien au parent ciblé

- Thérapie individuelle : La thérapie individuelle peut offrir au parent ciblé un espace pour gérer ses émotions, développer des stratégies d'adaptation et renforcer sa résilience. Les thérapeutes connaissant bien l'aliénation parentale peuvent offrir un soutien et des conseils ciblés.

- Thérapie de groupe et groupes de soutien : rejoindre une thérapie de groupe ou des groupes de soutien spécifiquement destinés aux parents ciblés peut apporter un sentiment de communauté et de compréhension commune. Ces groupes offrent un soutien émotionnel, des conseils pratiques et une plateforme de partage d'expériences.

- Techniques de gestion du stress : Apprendre et pratiquer des techniques de gestion du stress telles que la pleine conscience, la méditation et les exercices de relaxation peuvent aider le parent ciblé à gérer le bilan émotionnel de l'aliénation.

- Coaching parental : Le coaching parental peut doter le parent ciblé de stratégies pour gérer les interactions difficiles avec l'enfant aliéné, améliorer la communication et favoriser une relation plus positive.

Thérapie et médiation de réunification

- Thérapie de réunification : La thérapie de réunification est une forme de thérapie spécialisée visant à réparer et à reconstruire la relation entre le parent ciblé et l'enfant aliéné. Les thérapeutes formés aux techniques de réunification travaillent à la fois avec l'enfant et le parent pour résoudre les problèmes sous-jacents et faciliter des interactions saines et significatives.

- Séances structurées : La thérapie de réunification implique souvent des séances structurées qui réintroduisent progressivement l'enfant auprès du parent ciblé dans un environnement contrôlé et favorable. Ces séances visent à rétablir la confiance, à améliorer la communication et à favoriser la connexion émotionnelle.

- Approche systémique familiale : une approche systémique familiale peut être bénéfique dans le cadre d'une thérapie de réunification. Cette approche examine la dynamique de l'ensemble de la cellule familiale et cherche à aborder les problèmes plus vastes contribuant à l'aliénation, favorisant ainsi des relations familiales plus saines dans leur ensemble.

- Médiation : La médiation peut constituer une alternative aux procédures judiciaires contradictoires, en proposant une approche collaborative pour résoudre les conflits liés à la garde et aux visites. Les médiateurs spécialisés dans la dynamique familiale et l'aliénation parentale peuvent faciliter un dialogue constructif et aider les deux parents à trouver des solutions mutuellement acceptables qui donnent la priorité au bien-être de l'enfant.

- Conseils de coparentalité : dans les cas où une coparentalité continue est nécessaire, des conseils de coparentalité peuvent aider les deux parents à développer des stratégies de communication et de coopération plus

saines. Ces conseils visent à réduire les conflits et à créer
un environnement plus stable et plus favorable pour
l'enfant.

En explorant diverses approches thérapeutiques, ce
chapitre souligne l'importance de traiter l'impact
émotionnel et psychologique de l'aliénation parentale liée
à l'attachement par des interventions ciblées. Le conseil et
la thérapie pour les enfants, le soutien au parent ciblé et la
thérapie et la médiation spécialisées de réunification
peuvent tous jouer un rôle crucial dans la guérison et la
reconstruction des relations. La compréhension et la mise
en œuvre de ces stratégies thérapeutiques peuvent
améliorer considérablement le bien-être du parent ciblé et
de l'enfant, favorisant ainsi un chemin vers la
réconciliation et le rétablissement émotionnel.

Organisations et groupes de soutien
- Groupes de soutien aux parents victimes d'aliénation : de
nombreuses organisations et communautés en ligne
apportent un soutien aux parents victimes d'aliénation.
Ces groupes offrent une plateforme pour partager des
expériences, trouver un soutien émotionnel et échanger
des conseils pratiques. Parmi les exemples, citons
Parental Alienation Awareness Organization (PAAO) et
Parental Alienation Support and Advocacy (PASA).

- Organisations à but non lucratif : les organisations à but non lucratif telles que la National Parents Organization (NPO) et le Parental Alienation Study Group (PASG) se concentrent sur la défense, l'éducation et le soutien des familles concernées. Ces organisations fournissent souvent des ressources, des recherches et des liens avec des professionnels expérimentés dans la gestion de l'aliénation parentale.

- Groupes communautaires locaux : de nombreuses communautés disposent de groupes de soutien locaux pour les parents confrontés à une séparation, un divorce et une aliénation parentale. Ces groupes peuvent offrir un soutien en personne et des possibilités de réseautage.

Livres, articles et études de recherche

- Livres : Il existe de nombreux livres écrits par des experts dans le domaine de l'aliénation parentale qui fournissent des idées, des stratégies et des histoires personnelles. Parmi les titres notables, citons :

- « Le poison du divorce : comment protéger votre famille des médisances et du lavage de cerveau » par le Dr Richard A. Warshak

- « Le syndrome d'aliénation parentale : une approche de thérapie familiale et de systèmes collaboratifs pour l'amélioration » par le Dr Richard A. Gardner

- « Enfants adultes atteints du syndrome d'aliénation parentale : briser les liens qui les unissent » par le Dr Amy JL Baker

- Articles de recherche : Les revues et publications universitaires présentent des études de recherche sur les effets et la dynamique de l'aliénation parentale. La lecture d'articles évalués par des pairs peut permettre de mieux comprendre les aspects psychologiques, juridiques et sociaux de l'aliénation.

- Articles en ligne : les sites Web et les plateformes en ligne réputés publient souvent des articles et des blogs rédigés par des experts en psychologie, en droit de la famille et en développement de l'enfant. Ces articles peuvent offrir des conseils pratiques et des résultats de recherche actuels.

Ateliers, webinaires et programmes de formation

- Ateliers : La participation à des ateliers axés sur l'aliénation parentale peut offrir des possibilités d'apprentissage et de renforcement des compétences ciblées. Ces ateliers abordent souvent des sujets tels que les stratégies de communication, la défense juridique et la résilience émotionnelle.

- Webinaires : De nombreuses organisations et experts proposent des webinaires sur l'aliénation parentale, offrant des options d'apprentissage accessibles et flexibles. Les webinaires peuvent couvrir un large éventail de sujets, notamment les dernières recherches, les techniques thérapeutiques et les stratégies juridiques.

- Programmes de formation : Pour les professionnels et les parents qui souhaitent approfondir leurs connaissances, des programmes de formation et des certifications dans des domaines tels que la thérapie familiale, la médiation et la psychologie de l'enfant peuvent s'avérer très utiles. Ces programmes offrent une formation complète sur la manière de gérer efficacement les cas d'aliénation parentale.

- Formation continue : Les professionnels de la santé mentale, les praticiens du droit et les éducateurs peuvent bénéficier de cours de formation continue axés sur l'aliénation parentale. Ces cours peuvent améliorer leur capacité à soutenir les familles touchées et à proposer des interventions éclairées.

En mettant en avant une variété de ressources éducatives et de soutien, ce chapitre vise à donner aux parents ciblés les connaissances et les outils nécessaires pour s'orienter dans les complexités de l'aliénation parentale. L'accès à des organisations, des groupes de soutien, de la documentation et des possibilités de développement professionnel peut fournir un soutien et des conseils essentiels. L'utilisation de ces ressources peut aider les parents ciblés à renforcer leur résilience, à défendre efficacement leurs droits et à œuvrer à la guérison et à la reconstruction de leur relation avec leur enfant.

Identifier les signes d'aliénation parentale chez les étudiants

- Changements de comportement : les enseignants et le personnel scolaire doivent être vigilants face à des changements soudains dans le comportement d'un élève. Les signes peuvent inclure un repli sur soi, une agressivité, de l'anxiété ou une préoccupation inhabituelle concernant les défauts perçus de l'un des parents.

- Performances scolaires : une baisse des performances scolaires peut être un indicateur de détresse émotionnelle sous-jacente. Les élèves qui subissent l'aliénation parentale peuvent avoir du mal à se concentrer, à terminer leurs devoirs ou à participer aux activités en classe.

- Interactions sociales : Des changements dans le comportement social, tels que la difficulté à entretenir des amitiés, un isolement accru ou des conflits avec des pairs, peuvent également signaler des problèmes liés à l'aliénation parentale.

- Expressions verbales : Prêtez attention à ce que les élèves disent de leur vie de famille. Des déclarations négatives répétées à propos d'un parent, en particulier celles qui semblent répétées ou excessivement dures, peuvent être un signal d'alarme.

Offrir un soutien dans le milieu scolaire

- Espace sûr : les écoles peuvent créer un environnement sûr et favorable pour les élèves en leur donnant accès à des services de conseil et en créant une atmosphère de confiance et de confidentialité. Les conseillers scolaires doivent être formés pour reconnaître et répondre aux besoins particuliers des élèves confrontés à l'aliénation parentale.

- Aménagements scolaires : Offrir des aménagements scolaires, tels que des délais prolongés, des devoirs modifiés ou du tutorat, peut aider les étudiants à gérer le stress supplémentaire et à maintenir leurs résultats scolaires.

- Soutien émotionnel : les enseignants et le personnel peuvent offrir un soutien émotionnel en faisant preuve de compréhension, de patience et d'accessibilité. Encourager une communication ouverte et faire preuve d'empathie peut faire une différence significative dans le bien-être d'un élève.

- Programmes de soutien par les pairs : la mise en œuvre de programmes de soutien par les pairs peut procurer aux élèves un sentiment d'appartenance et de sécurité émotionnelle. Ces programmes peuvent aider les élèves à établir des relations positives et à développer des capacités d'adaptation.

Collaboration avec les parents et les professionnels de la santé mentale

- Communication ouverte : les écoles doivent maintenir des lignes de communication ouvertes avec les deux parents, en veillant à ce que les informations sur les progrès scolaires et le bien-être de l'élève soient partagées de manière équitable. Cela permet d'éviter une plus grande aliénation et de maintenir les deux parents impliqués dans l'éducation de l'enfant.

- Engagement parental : Encourager les deux parents à participer aux activités scolaires, aux rencontres parents-enseignants et aux événements peut favoriser une implication plus équilibrée dans la vie de l'enfant. Les écoles doivent veiller à rester neutres et inclusives.

- Orientation vers des professionnels de la santé mentale : lorsque des signes d'aliénation parentale sont identifiés, les écoles peuvent jouer un rôle essentiel en orientant les élèves et leurs familles vers des professionnels de la santé mentale qualifiés. La collaboration avec des thérapeutes qui comprennent l'aliénation parentale garantit que l'élève reçoit un soutien approprié.

- Formation des éducateurs : la formation des éducateurs sur la dynamique de l'aliénation parentale et son impact sur les enfants peut améliorer leur capacité à identifier et à soutenir les élèves concernés. La formation peut inclure des ateliers, des séminaires et des cours de développement professionnel.

- Approche multidisciplinaire : les écoles peuvent adopter une approche multidisciplinaire en collaborant avec des travailleurs sociaux, des psychologues et des professionnels du droit pour répondre aux besoins de l'élève de manière globale. Cette collaboration peut créer un système de soutien cohérent qui répond à la fois aux besoins éducatifs et émotionnels.

En mettant l'accent sur le rôle des écoles et des éducateurs, ce chapitre souligne l'importance d'un environnement éducatif favorable et informé pour atténuer les effets de l'aliénation parentale. Identifier les signes, apporter un soutien au sein de l'école et collaborer avec les parents et les professionnels de la santé mentale sont des étapes cruciales pour créer un environnement favorable aux élèves concernés. Les écoles et les éducateurs, dotés des connaissances et des ressources adéquates, peuvent jouer un rôle essentiel pour aider les élèves à surmonter les défis de l'aliénation parentale et promouvoir leur bien-être général.

16. RÉFORMES DU SYSTÈME JURIDIQUE

Révision des lois sur la garde et les visites

- Intérêt supérieur de l'enfant : les lois sur la garde et les visites doivent donner la priorité à l'intérêt supérieur de l'enfant, en reconnaissant explicitement les effets néfastes de l'aliénation parentale. Les normes juridiques doivent garantir que les deux parents restent activement impliqués dans la vie de l'enfant, excluant toute préoccupation légitime concernant la sécurité et le bien-être de l'enfant.

- Egalité du temps parental : les lois devraient promouvoir l'égalité du temps parental et les accords de garde partagée par défaut, à moins que des éléments de preuve n'indiquent que de tels accords seraient préjudiciables à l'enfant. Cette approche permet d'éviter la marginalisation de l'un ou l'autre des parents et de réduire les risques d'aliénation.

- Flexibilité et réactivité : les lois sur la garde et les droits de visite doivent être flexibles et s'adapter aux circonstances changeantes. Les tribunaux devraient avoir le pouvoir de modifier rapidement les modalités de garde lorsque des preuves d'aliénation parentale sont présentées, garantissant une intervention rapide pour protéger la relation de l'enfant avec ses deux parents.

Mise en œuvre de normes pour l'évaluation de l'aliénation parentale

- Lignes directrices claires : Il est essentiel d'établir des lignes directrices et des critères clairs pour identifier et évaluer l'aliénation parentale. Ces normes devraient être fondées sur les recherches psychologiques actuelles et les meilleures pratiques, offrant ainsi un cadre cohérent à suivre par les tribunaux.

- Participation d'experts : les tribunaux devraient faire appel à des professionnels de la santé mentale qualifiés et spécialisés dans l'aliénation parentale pour procéder à des évaluations approfondies. Ces experts peuvent fournir des évaluations et des recommandations objectives basées sur leurs connaissances spécialisées.

- Formation des professionnels du droit : les juges, les avocats et les évaluateurs de la garde des enfants devraient recevoir une formation spécialisée sur l'aliénation parentale. Cette formation peut leur permettre de mieux comprendre le problème, d'améliorer leur capacité à reconnaître les signes d'aliénation et d'éclairer leurs processus décisionnels.

Assurer l'accès à une représentation juridique pour toutes les parties

- Aide juridique et services pro bono : Il est essentiel d'élargir l'accès à l'aide juridique et aux services pro bono pour les parents impliqués dans des litiges de garde d'enfants très conflictuels. Veiller à ce que les deux parents aient accès à une représentation juridique compétente peut contribuer à uniformiser les règles du jeu et à promouvoir des résultats équitables.

- Campagnes de sensibilisation du public : les campagnes de sensibilisation du public peuvent informer les parents de leurs droits légaux et des ressources disponibles. En éduquant les parents sur l'importance de la représentation juridique et sur la manière d'y accéder, ils peuvent être en mesure de défendre efficacement leurs intérêts et ceux de leurs enfants.

- Avocats désignés par le tribunal : dans les cas où l'un ou les deux parents ne disposent pas d'une représentation juridique adéquate, les tribunaux peuvent nommer des avocats ou des tuteurs ad litem pour représenter les intérêts supérieurs de l'enfant. Ces avocats peuvent fournir un niveau de protection supplémentaire et garantir que les besoins de l'enfant sont prioritaires.

Simplification du processus juridique pour les divorces hautement conflictuels

- Procédures accélérées : la mise en œuvre de procédures judiciaires accélérées pour les divorces très conflictuels peut réduire la durée des conflits de garde et minimiser le fardeau émotionnel pour les familles. Une résolution rapide des conflits peut éviter une exposition prolongée aux tactiques d'aliénation et favoriser la stabilité de l'enfant.

- Modes alternatifs de résolution des conflits : Encourager le recours à des modes alternatifs de résolution des conflits, comme la médiation et le droit collaboratif, peut permettre de résoudre les conflits liés à la garde des enfants de manière moins conflictuelle. Ces méthodes peuvent faciliter un dialogue plus constructif et conduire à des solutions mutuellement acceptables.

- Tribunaux de la famille spécialisés : la création de tribunaux de la famille spécialisés, dotés de juges et de personnel formés aux affaires à haut conflit et à l'aliénation parentale, peut améliorer le traitement de ces affaires. Ces tribunaux peuvent proposer des interventions plus adaptées et mieux informées, favorisant ainsi de meilleurs résultats pour les familles concernées.

- Gestion des dossiers : la mise en œuvre de systèmes de gestion des dossiers pour les divorces à haut niveau de conflit peut améliorer la coordination et la surveillance. Des gestionnaires de dossiers désignés peuvent suivre les progrès, garantir le respect des décisions judiciaires et fournir un soutien continu aux familles.

Responsabilité judiciaire et application des lois

- Mesures de responsabilisation : La mise en œuvre de mesures de responsabilisation pour les juges et les professionnels du droit est essentielle pour garantir que les protections et les cadres juridiques conçus pour protéger le parent et l'enfant ciblés sont systématiquement appliqués. Cela comprend des examens réguliers, des évaluations de performance et des mécanismes pour traiter les griefs.

- Exécution des décisions judiciaires : les tribunaux doivent appliquer rigoureusement les ordonnances de garde et de visite afin de prévenir l'aliénation et d'assurer le respect de ces ordonnances. Des mesures rapides et décisives doivent être prises à l'encontre de tout parent qui viole les décisions judiciaires ou qui adopte un comportement qui porte atteinte à la relation de l'autre parent avec l'enfant.

- Suivi et rapports : la mise en place de systèmes de suivi et de rapports continus peut contribuer à garantir que les décisions judiciaires sont respectées et que tout signe d'aliénation est rapidement traité. Cela peut inclure des contrôles réguliers avec la famille, des visites supervisées et des séances de conseil obligatoires.

- Conséquences juridiques : des conséquences juridiques claires doivent être établies et appliquées pour les parents qui se livrent à des tactiques d'aliénation. Ces conséquences peuvent inclure des amendes, des modifications de garde ou la participation obligatoire à une thérapie de réunification.

En préconisant des réformes globales du système juridique et en soulignant la nécessité de la responsabilité judiciaire et de l'application des lois, ce chapitre vise à relever les défis systémiques qui contribuent à l'aliénation parentale. La révision des lois sur la garde et les visites, la mise en œuvre de normes d'évaluation de l'aliénation, l'accès à une représentation juridique, la simplification du processus juridique et la responsabilisation du pouvoir judiciaire sont des étapes essentielles pour créer un système plus équitable et plus efficace de gestion des litiges de garde très conflictuels. Ces réformes sont essentielles pour protéger l'intérêt supérieur de l'enfant et promouvoir des relations parents-enfants saines.

Améliorer les services de soutien aux victimes

- Services de conseil spécialisés : L'amélioration de l'accès aux services de conseil spécialisés pour les parents et les enfants ciblés peut apporter le soutien émotionnel et psychologique nécessaire pour faire face aux effets de l'aliénation parentale. Ces services doivent être assurés par des professionnels formés à l'aliénation liée à l'attachement afin de garantir des soins appropriés et efficaces.

- Intervention en cas de crise : la mise en place de programmes d'intervention en cas de crise spécifiquement destinés aux familles confrontées à l'aliénation parentale peut offrir un soutien immédiat dans les moments critiques. Ces programmes peuvent fournir des conseils d'urgence, des conseils juridiques et un abri temporaire si nécessaire.

- Services d'assistance juridique : L'élargissement des services d'assistance juridique, notamment la représentation juridique gratuite ou à faible coût, peut contribuer à garantir que les parents ciblés disposent des ressources nécessaires pour gérer les conflits de garde et faire valoir leurs droits légaux. Les cliniques juridiques et les lignes d'assistance téléphonique dédiées aux cas d'aliénation parentale peuvent également offrir une aide précieuse.

Augmenter le financement des ressources en santé mentale

- Subventions et financements gouvernementaux : L'augmentation du financement public des services de santé mentale peut contribuer à accroître la disponibilité et l'accessibilité du soutien aux familles touchées par l'aliénation parentale. L'attribution de subventions spécifiquement destinées aux programmes de lutte contre l'aliénation parentale peut renforcer la capacité des prestataires de soins de santé mentale à offrir des soins spécialisés.

- Couverture d'assurance : la promotion de politiques d'assurance couvrant les services de thérapie et de conseil liés à l'aliénation parentale peut alléger le fardeau financier des familles concernées. Veiller à ce que les services de santé mentale soient couverts par les régimes d'assurance maladie standard peut rendre ces services essentiels plus accessibles.

- Programmes communautaires : Le financement de programmes communautaires de santé mentale peut apporter un soutien localisé aux familles. Ces programmes peuvent offrir une gamme de services, notamment des thérapies individuelles et familiales, des groupes de soutien et des ateliers éducatifs.

Développer des réseaux de soutien complets
- Services intégrés : le développement de réseaux de soutien complets intégrant divers services, tels que des conseils en santé mentale, une assistance juridique et des

services sociaux, peut offrir une approche holistique pour lutter contre l'aliénation parentale. La collaboration entre différents prestataires de services peut améliorer l'efficacité des interventions.

- Programmes en milieu scolaire : la mise en œuvre de programmes de soutien au sein des écoles peut permettre une intervention précoce et un soutien continu aux enfants confrontés à l'aliénation parentale. Les conseillers scolaires, les travailleurs sociaux et les psychologues peuvent travailler ensemble pour identifier et soutenir les élèves concernés.

- Sensibilisation communautaire : les initiatives de sensibilisation communautaire peuvent sensibiliser les familles à l'aliénation parentale et aux services de soutien disponibles. Les centres communautaires, les organisations religieuses et les organismes locaux à but non lucratif peuvent jouer un rôle crucial dans la diffusion de l'information et la mise en relation des familles avec les ressources.

- Réseaux de soutien par les pairs : la création de réseaux de soutien par les pairs peut offrir aux parents et aux enfants ciblés un sentiment de communauté et de compréhension commune. Ces réseaux peuvent offrir un soutien émotionnel, des conseils pratiques et des possibilités de connexion sociale.

- Formation professionnelle : la formation des professionnels de différents domaines, notamment les éducateurs, les prestataires de soins de santé et les travailleurs sociaux, peut améliorer leur capacité à reconnaître et à réagir à l'aliénation parentale. Des programmes de formation complets peuvent doter les professionnels des compétences et des connaissances nécessaires pour offrir un soutien efficace.

En préconisant des réformes visant à améliorer les services de soutien, à accroître le financement des ressources en santé mentale et à développer des réseaux de soutien complets, ce chapitre vise à répondre aux besoins multidimensionnels des familles touchées par l'aliénation parentale. Ces réformes sont essentielles pour fournir le soutien émotionnel, psychologique et juridique nécessaire aux parents et aux enfants ciblés. La création d'un système de soutien solide et intégré peut contribuer à atténuer les effets de l'aliénation parentale et à favoriser la guérison et la résilience des familles touchées.

Programmes de formation obligatoires pour les conseillers

- Programme spécialisé : la mise en œuvre de programmes de formation obligatoires pour les conseillers et les professionnels de la santé mentale, qui incluent un programme spécialisé sur l'aliénation parentale, peut leur permettre d'acquérir les connaissances et les compétences nécessaires pour traiter efficacement ce problème complexe. La formation doit couvrir la dynamique psychologique de l'aliénation, l'identification des signes et les interventions thérapeutiques appropriées.

- Exigences en matière de certification : L'établissement d'exigences de certification pour les conseillers qui travaillent avec des familles impliquées dans des divorces très conflictuels peut garantir un niveau d'expertise standardisé. Les certifications doivent être liées à une formation continue et à un développement professionnel dans le domaine de l'aliénation parentale.

- Apprentissage continu : Encourager l'apprentissage continu par le biais d'ateliers, de séminaires et de cours en ligne peut aider les conseillers à se tenir au courant des dernières recherches et des meilleures pratiques en matière de gestion des cas d'aliénation parentale.

Intégrer l'éducation à l'aliénation parentale dans le développement professionnel

- Approche interdisciplinaire : l'intégration de l'éducation sur l'aliénation parentale dans les programmes de développement professionnel de diverses disciplines, notamment le droit, l'éducation, le travail social et les soins de santé, peut favoriser une compréhension plus holistique et une réponse coordonnée au problème.

- Programmes universitaires : L'intégration de modules sur l'aliénation parentale dans les programmes universitaires destinés aux futurs psychologues, travailleurs sociaux et professionnels du droit peut préparer la prochaine génération de professionnels à gérer efficacement ces cas.

- Associations professionnelles : Les associations professionnelles peuvent jouer un rôle clé en proposant des cours spécialisés et des programmes de certification axés sur l'aliénation parentale. Ces associations peuvent également plaider en faveur de l'inclusion de la formation sur l'aliénation parentale dans les exigences de formation continue.

Création de normes et de lignes directrices pour la gestion des divorces hautement conflictuels

- Lignes directrices sur les meilleures pratiques : L'élaboration de lignes directrices complètes sur les meilleures pratiques à l'intention des professionnels impliqués dans des divorces très conflictuels peut garantir un traitement cohérent et efficace des cas d'aliénation parentale. Ces lignes directrices doivent couvrir l'évaluation, les stratégies d'intervention et les protocoles de collaboration entre différents professionnels.

- Normes éthiques : L'établissement de normes éthiques spécifiques aux cas d'aliénation parentale peut guider les professionnels dans le maintien de l'impartialité, la protection des intérêts supérieurs de l'enfant et l'évitement d'actions susceptibles d'exacerber la situation.

- Collaboration multidisciplinaire : Encourager la collaboration multidisciplinaire par le biais de programmes de formation conjoints et de consultations de cas peut améliorer l'efficacité des interventions. Les professionnels de divers domaines peuvent partager leurs connaissances et élaborer des stratégies coordonnées pour gérer des cas complexes.

Prévenir la perpétuation de l'aliénation grâce à une pratique éclairée

- Sensibilisation et sensibilité : Les programmes de formation doivent mettre l'accent sur l'importance de la sensibilisation et de la sensibilité dans le traitement des cas d'aliénation parentale. Les professionnels doivent être vigilants pour reconnaître les signes de manipulation et d'aliénation et éviter les actions qui pourraient renforcer par inadvertance ces comportements.

- Interventions fondées sur des données probantes : la promotion du recours à des interventions fondées sur des données probantes peut empêcher la perpétuation de l'aliénation. La formation doit se concentrer sur des approches thérapeutiques qui se sont avérées efficaces pour traiter l'impact émotionnel et psychologique de l'aliénation.

- Défense des droits et soutien : doter les professionnels de compétences en matière de défense des droits peut leur permettre de soutenir plus efficacement les parents et les enfants ciblés. Cela comprend la compréhension des droits légaux, la navigation dans le système judiciaire et l'accès aux ressources disponibles.

- Suivi et évaluation : la mise en place de systèmes de suivi et d'évaluation des interventions peut garantir que les pratiques restent efficaces et sont continuellement améliorées. Des retours d'information et des évaluations réguliers peuvent aider les professionnels à affiner leurs approches et à mieux soutenir les familles touchées.

En préconisant des réformes globales de l'éducation et de la formation, ce chapitre vise à renforcer la capacité des conseillers et des professionnels à lutter efficacement contre l'aliénation parentale. Des programmes de formation obligatoires, l'intégration de l'éducation à l'aliénation parentale dans le développement professionnel, la création de normes et de lignes directrices et une pratique éclairée sont des étapes essentielles pour prévenir la perpétuation de l'aliénation et promouvoir le bien-être des familles touchées. Ces réformes peuvent créer une communauté professionnelle plus compétente et plus réactive, capable de fournir le soutien et l'intervention nécessaires aux personnes touchées par l'aliénation parentale.

Guérison émotionnelle et psychologique

- Thérapie et conseil : participer régulièrement à des séances de thérapie ou de conseil avec un professionnel de la santé mentale expérimenté dans le domaine de l'aliénation parentale peut offrir au parent et à l'enfant ciblés un espace sûr pour gérer leurs émotions. Les techniques thérapeutiques telles que la thérapie cognitivo-comportementale (TCC), les soins tenant compte des traumatismes et la thérapie familiale peuvent être particulièrement efficaces.

- Pratiques d'auto-soins : donner la priorité aux soins personnels est essentiel à la guérison émotionnelle et psychologique. Des activités telles que la pleine conscience, la méditation, la tenue d'un journal et l'exercice physique peuvent aider à gérer le stress, à améliorer la santé mentale et à favoriser la résilience émotionnelle.

- Pleine conscience et méditation : la pratique de la pleine conscience et de la méditation peut aider le parent et l'enfant à gérer le stress, à accroître la conscience de soi et à développer des capacités de régulation émotionnelle. Ces pratiques peuvent également améliorer le bien-être mental général et favoriser un sentiment de paix intérieure.

- Traiter le deuil et la perte : Reconnaître et traiter les sentiments de deuil et de perte est essentiel à la guérison. Le parent ciblé et l'enfant peuvent tous deux avoir besoin de faire le deuil du temps perdu et de la relation qui a été affectée par l'aliénation. La thérapie peut fournir un environnement favorable à ce processus.

- Affirmations positives : l'utilisation d'affirmations positives et de techniques d'autocompassion peut aider le parent et l'enfant ciblés à reconstruire leur estime de soi et à favoriser une vision plus positive. Encourager l'autocompassion peut contrecarrer les effets négatifs de l'aliénation sur l'estime de soi.

Créer un réseau de soutien

- Famille et amis : renouer avec des membres de la famille et des amis qui vous soutiennent peut constituer une base solide pour un soutien émotionnel. Ces relations peuvent offrir un sentiment d'appartenance, de compréhension et d'encouragement.

- Groupes de soutien : Rejoindre des groupes de soutien pour les parents et les enfants touchés par l'aliénation parentale peut apporter un sentiment de communauté et de compréhension mutuelle. Ces groupes offrent une plateforme pour partager des expériences, échanger des conseils et trouver la solidarité.

- Soutien professionnel : en plus de la thérapie, le recours à des professionnels tels que des travailleurs sociaux, des avocats et des spécialistes du développement de l'enfant peut fournir des conseils et des ressources précieux. Ces professionnels peuvent aider à surmonter les complexités de la guérison et de la reconstruction des relations.

- Ressources communautaires : Le recours aux ressources communautaires telles que les centres de conseil locaux, les programmes de bien-être et les activités récréatives peut améliorer le réseau de soutien. Ces ressources peuvent offrir des possibilités supplémentaires de connexion sociale et de croissance personnelle.

- Communautés en ligne : participer à des forums et communautés en ligne dédiés à l'aliénation parentale peut fournir un réseau de soutien virtuel. Ces plateformes permettent le partage anonyme, la recherche de conseils et le soutien mutuel entre personnes confrontées à des défis similaires.

Rétablir la confiance et la connexion

- Communication ouverte : rétablir une communication ouverte et honnête est essentiel pour rétablir la confiance. Le parent ciblé et l'enfant ont tous deux besoin de se sentir entendus et compris. L'écoute active, l'empathie et la validation des sentiments de l'autre sont des éléments clés d'une communication efficace.

- Cohérence et fiabilité : faire preuve de cohérence et de fiabilité dans les interactions peut aider à rétablir la confiance. Le parent ciblé doit s'efforcer d'être fiable, de tenir ses promesses et de respecter ses engagements, créant ainsi un sentiment de sécurité pour l'enfant.

- Du temps de qualité : Passer du temps de qualité ensemble en participant à des activités agréables peut aider à renforcer le lien entre le parent ciblé et l'enfant. Trouver des intérêts communs et créer des expériences positives peut favoriser la connexion et reconstruire la relation.

- Patience et persévérance : guérir et rétablir la confiance prend du temps. Le parent ciblé et l'enfant doivent aborder le processus avec patience et persévérance, en comprenant que les progrès peuvent être graduels et que des revers peuvent survenir.

- Orientation professionnelle : une thérapie de réunification ou une thérapie familiale avec un professionnel expérimenté dans le domaine de l'aliénation parentale peut fournir un soutien structuré pour rétablir la confiance et le lien. Ces professionnels peuvent faciliter la communication, aborder les problèmes sous-jacents et guider le processus de guérison.

- Fixer des limites : établir des limites saines est essentiel pour rétablir la confiance. Des limites claires et respectueuses peuvent créer un environnement sûr pour le parent ciblé et l'enfant, favorisant le respect et la compréhension mutuels.

- Célébrer les progrès : reconnaître et célébrer les petits pas et les progrès réalisés dans la reconstruction de la relation peut stimuler le moral et renforcer les comportements positifs. Reconnaître les réalisations, aussi petites soient-elles, peut motiver les efforts continus et renforcer le lien.

En décrivant des stratégies de guérison émotionnelle et psychologique, de création d'un réseau de soutien et de rétablissement de la confiance et des liens, ce chapitre vise à fournir une approche globale de la guérison et de l'évolution des familles touchées par l'aliénation parentale. La mise en œuvre de ces stratégies peut aider à la fois le parent ciblé et l'enfant à traverser les complexités du rétablissement, à reconstruire leur relation et à favoriser un avenir plus sain et plus résilient.

Sensibilisation à l'aliénation parentale

- Campagnes de sensibilisation du public : le lancement de campagnes de sensibilisation du public par le biais de divers canaux médiatiques peut sensibiliser le grand public à l'aliénation parentale. Ces campagnes peuvent inclure des informations sur la reconnaissance des signes, la compréhension de l'impact et des ressources de soutien.

- Sensibilisation communautaire : l'organisation d'événements de sensibilisation communautaire, tels que des séminaires, des ateliers et des séances d'information, peut engager les communautés locales dans des discussions sur l'aliénation parentale. Ces événements peuvent fournir des informations précieuses et créer un réseau communautaire de soutien.

- Médias sociaux : l'utilisation des plateformes de médias sociaux pour partager du contenu éducatif, des histoires personnelles et des avis d'experts peut sensibiliser et favoriser un débat plus large sur l'aliénation parentale. Les médias sociaux peuvent atteindre des publics divers et encourager l'engagement communautaire.

- Collaboration avec des groupes de défense : le partenariat avec des groupes de défense dédiés à l'aliénation parentale peut amplifier les efforts de sensibilisation. Ces collaborations peuvent donner lieu à des campagnes conjointes, à des ressources partagées et à un message unifié.

Éduquer les parents, les professionnels et le public

- Programmes d'éducation parentale : Proposer des programmes éducatifs aux parents peut leur fournir les connaissances et les outils nécessaires pour reconnaître et prévenir l'aliénation parentale. Ces programmes peuvent couvrir des sujets tels que la coparentalité efficace, les compétences en communication et la résolution des conflits.

- Formation professionnelle : L'élaboration de programmes de formation pour les professionnels, notamment les éducateurs, les prestataires de soins de santé mentale, les juristes et les travailleurs sociaux, peut améliorer leur capacité à reconnaître et à traiter l'aliénation parentale. La formation doit inclure les meilleures pratiques, les stratégies d'intervention et les considérations éthiques.

- Éducation scolaire : l'intégration d'informations sur la dynamique familiale saine et l'impact de l'aliénation parentale dans les programmes scolaires peut éduquer les élèves dès leur plus jeune âge. Les écoles peuvent également fournir des ressources et un soutien aux élèves confrontés à des conflits familiaux.

- Conférences et ateliers publics : l'organisation de conférences et d'ateliers publics animés par des experts du domaine peut apporter une formation précieuse aux parents, aux professionnels et au grand public . Ces événements peuvent couvrir les recherches actuelles, les études de cas et les stratégies pratiques de prévention et d'intervention.

- Ressources en ligne : La création et la diffusion de ressources en ligne, telles que des sites Web d'information, des livres électroniques, des webinaires et des podcasts, peuvent rendre le contenu éducatif accessible à un large public. Ces ressources peuvent fournir des informations complètes et un soutien aux personnes touchées ou intéressées par l'aliénation parentale.

Mise en œuvre de mesures préventives

- Programmes d'intervention précoce : l'élaboration de programmes d'intervention précoce qui identifient et traitent les signes d'aliénation parentale dès leur apparition peut empêcher l'escalade des comportements d'aliénation. Ces programmes peuvent impliquer un dépistage, des conseils et un soutien aux familles en crise.

- Garanties juridiques : la mise en œuvre de garanties juridiques contre l'aliénation parentale peut dissuader les comportements aliénants. Cela comprend des conséquences claires en cas de violation des accords de garde, une médiation ou une consultation obligatoire et une exécution rapide des décisions judiciaires.

- Cours de coparentalité : exiger des cours de coparentalité pour les parents divorcés ou séparés peut leur donner les compétences nécessaires pour maintenir une relation de coparentalité saine. Ces cours peuvent couvrir la résolution des conflits, la communication efficace et l'importance de soutenir la relation de l'enfant avec ses deux parents.

- Services de médiation : L'accès à des services de médiation peut aider les parents à résoudre les conflits à l'amiable et à élaborer des plans de cohabitation. Les médiateurs formés à l'aliénation parentale peuvent faciliter un dialogue constructif et prévenir les comportements d'aliénation.

- Législation favorable : la défense d'une législation qui reconnaît et aborde l'aliénation parentale peut fournir un cadre juridique pour la prévention et l'intervention. Les lois qui favorisent la coparentalité, pénalisent les comportements aliénants et soutiennent les intérêts supérieurs de l'enfant peuvent créer un environnement plus protecteur.

- Réseaux de soutien communautaire : la création de réseaux de soutien communautaire offrant des ressources, des conseils et un soutien par les pairs peut fournir une assistance continue aux familles. Ces réseaux peuvent aider les parents à surmonter les défis de la coparentalité et à prévenir le développement de l'aliénation.

En mettant l'accent sur la sensibilisation, l'éducation des différentes parties prenantes et la mise en œuvre de mesures préventives, ce chapitre vise à créer une approche proactive pour lutter contre l'aliénation parentale. La prévention et l'éducation sont des éléments clés pour atténuer les effets de l'aliénation et favoriser une dynamique familiale plus saine. Grâce à des efforts globaux, nous pouvons œuvrer pour un avenir où les enfants seront soutenus dans le maintien de relations positives avec leurs deux parents, sans les effets néfastes de l'aliénation.

Exemples d'aliénation parentale basée sur l'attachement

- Étude de cas 1 : La famille Johnson

- Contexte : La famille Johnson a connu une aliénation parentale grave à la suite d'un divorce conflictuel. La mère, qui avait la garde principale, a commencé à éloigner systématiquement les enfants de leur père en portant de fausses accusations et en limitant les contacts.

- Impact : Les enfants ont commencé à montrer des signes de détresse, notamment d'anxiété, de repli sur soi et une baisse soudaine de leurs résultats scolaires. Ils ont exprimé des craintes infondées et de l'hostilité envers leur père.

- Intervention : Le père a sollicité une intervention juridique et a fait appel à un thérapeute spécialisé dans l'aliénation parentale. Le tribunal a ordonné une évaluation de garde, qui a confirmé l'aliénation.

- Résultat : les modalités de garde ont été revues pour assurer un temps parental équilibré et les deux parents ont été obligés de suivre une thérapie de coparentalité. Progressivement, la relation des enfants avec leur père s'est améliorée, même si le processus a nécessité du temps et de la persévérance.

- Étude de cas 2 : La famille Martinez

- Contexte : Dans la famille Martinez, le père était le parent aliénant, utilisant la manipulation et la culpabilité pour retourner les enfants contre leur mère après leur séparation.

- Impact : Les enfants ont refusé de rendre visite à leur mère, invoquant des raisons contradictoires et clairement influencées par leur père. La mère se sentait isolée et avait du mal à maintenir le contact.

- Intervention : La mère a fait appel à un avocat et à un thérapeute familial. Le thérapeute a travaillé avec les enfants pour démêler la manipulation et apaiser leurs craintes.

- Résultat : Grâce à une thérapie de réunification et à un plan de garde révisé, les enfants ont commencé à comprendre la manipulation et ont rétabli une relation avec leur mère. La famille continue de travailler à la guérison de leurs relations.

Histoires de réussite en matière de réconciliation et de guérison

- Histoire de réussite n°1 : renouer après des années de séparation

- Contexte : Sarah et sa fille Emily ont été séparées pendant près d'une décennie en raison de l'aliénation parentale. Emily avait été manipulée par son père pour croire à de fausses histoires sur sa mère.

- Processus : Après avoir eu 18 ans, Emily a commencé à remettre en question les histoires qu'on lui avait racontées. Avec le soutien d'un thérapeute, elle a contacté sa mère.

- Résultat : Sarah et Emily ont commencé par de petites étapes, notamment par des lettres et des appels téléphoniques, puis ont progressivement évolué vers des visites en personne. Au fil du temps, elles ont reconstruit leur relation et Emily a emménagé chez sa mère tout en poursuivant ses études universitaires.

- Réflexion : Sarah souligne l'importance de la patience et de l'amour inconditionnel. Elle et Emily soulignent toutes deux le rôle de la thérapie pour comprendre et surmonter l'aliénation.

- Histoire de réussite 2 : Le parcours d'une famille recomposée

- Contexte : Mark et Lisa, tous deux parents autrefois victimes de harcèlement, se sont rencontrés dans le cadre d'un groupe de soutien pour parents aliénés. Ils avaient chacun des enfants qui avaient été aliénés par leurs ex-conjoints respectifs.

- Processus : Mark et Lisa ont décidé de fusionner leurs familles, créant ainsi un environnement favorable pour tous leurs enfants. Ils ont travaillé en étroite collaboration avec des thérapeutes familiaux pour faire face aux complexités de leur situation.

- Résultat : Au fil du temps, les enfants ont commencé à voir les relations positives modélisées par Mark et Lisa. La structure familiale unifiée a contribué à atténuer les effets de l'aliénation, ce qui a conduit à une amélioration des relations entre les enfants et leurs deux parents biologiques.

- Réflexion : Mark et Lisa attribuent le mérite d'une communication ouverte, d'un soutien constant et de conseils professionnels au parcours de guérison de leur famille.

Leçons apprises et réflexions

- Patience et persévérance : La guérison de l'aliénation parentale est un processus graduel qui exige de la patience et de la persévérance. Les parents et les enfants concernés ont besoin de temps pour rétablir la confiance et surmonter les cicatrices émotionnelles de l'aliénation.

- Importance du soutien professionnel : Le recours à des professionnels, notamment des thérapeutes, des avocats et des groupes de soutien, peut fournir des conseils et des ressources essentiels. Une expertise spécialisée est souvent nécessaire pour gérer efficacement les complexités de l'aliénation parentale.

- La communication est essentielle : une communication ouverte et honnête est essentielle pour reconstruire les relations. L'écoute active, l'empathie et la validation des sentiments de l'autre peuvent favoriser la compréhension et la connexion.

- Interventions juridiques et thérapeutiques : Une combinaison d'interventions juridiques et thérapeutiques est souvent nécessaire pour remédier à l'aliénation parentale. Les tribunaux peuvent faire respecter les accords de garde et imposer des consultations psychologiques, tandis que les thérapeutes peuvent faciliter la guérison émotionnelle et la réconciliation.

- Résilience et espoir : les parents comme les enfants peuvent faire preuve d'une résilience remarquable face à l'aliénation parentale. Les exemples de réussite en matière de réconciliation et de guérison démontrent qu'avec le soutien et la détermination nécessaires, il est possible de surmonter l'aliénation et de reconstruire des relations significatives.

En présentant des exemples, des histoires de réussite et des réflexions, ce chapitre vise à apporter de l'espoir et des idées pratiques aux familles touchées par l'aliénation parentale. Ces histoires personnelles illustrent les défis et les triomphes de la gestion de l'aliénation parentale, offrant des leçons précieuses et une source d'inspiration pour ceux qui sont sur le chemin de la guérison et de la réconciliation.

Enseigner aux enfants la résilience et les capacités d'adaptation

- Conscience émotionnelle : aider les enfants à développer leur conscience émotionnelle est une étape fondamentale dans le renforcement de leur résilience. Leur apprendre à reconnaître, nommer et exprimer leurs émotions peut leur permettre de gérer leurs sentiments plus efficacement.

- Compétences en résolution de problèmes : Encourager les enfants à développer des compétences en résolution de problèmes peut les aider à surmonter les défis et les conflits. Les activités qui favorisent la pensée critique et la prise de décision peuvent améliorer leur capacité à faire face aux situations difficiles.

- Techniques de gestion du stress : initier les enfants aux techniques de gestion du stress telles que la respiration profonde, la pleine conscience et les exercices de relaxation peut leur fournir des outils pour gérer le stress et l'anxiété.

- Dialogue intérieur positif : apprendre aux enfants à utiliser un dialogue intérieur positif peut les aider à développer leur estime de soi et à favoriser un état d'esprit de croissance. Encourager les affirmations et le dialogue intérieur constructif peut permettre de lutter contre les schémas de pensée négatifs.

- Relations de soutien : favoriser des relations de soutien avec les pairs, les membres de la famille et les adultes de confiance peut fournir aux enfants un réseau fiable de soutien émotionnel. Encourager une communication ouverte et la confiance au sein de ces relations peut renforcer leur sentiment de sécurité.

- Mécanismes d'adaptation sains : Éduquer les enfants sur les mécanismes d'adaptation sains, tels que la participation à des activités physiques, l'expression créative et les loisirs, peut leur fournir des exutoires constructifs pour leurs émotions.

Renforcer la résilience chez le parent ciblé

- Soins personnels et bien-être : il est essentiel de donner la priorité aux soins personnels pour renforcer la résilience du parent ciblé. La participation à des activités qui favorisent le bien-être physique, émotionnel et mental, comme l'exercice, les loisirs et les techniques de relaxation, peut aider à gérer le stress et à prévenir l'épuisement professionnel.

- Réseaux de soutien : créer et entretenir un solide réseau de soutien composé d'amis, de membres de la famille et de groupes de soutien peut apporter une aide émotionnelle et pratique. Partager des expériences et recevoir des encouragements de la part d'autres personnes qui comprennent les défis de l'aliénation parentale peut être inestimable.

- Orientation professionnelle : demander l'aide de thérapeutes, de conseillers et de défenseurs juridiques peut fournir aux parents ciblés les outils et les stratégies nécessaires pour faire face aux complexités de l'aliénation. Le soutien professionnel peut offrir à la fois un soulagement émotionnel et des solutions pratiques.

- État d'esprit positif : cultiver un état d'esprit positif et se concentrer sur les aspects de la vie qui apportent joie et épanouissement peut améliorer la résilience. Pratiquer la gratitude, se fixer des objectifs réalisables et célébrer les petites victoires peuvent favoriser un sentiment d'espoir et d'optimisme.

- Défense et autonomisation : prendre des mesures proactives pour défendre ses intérêts et ceux de son enfant peut donner du pouvoir au parent ciblé. Comprendre les droits légaux, participer à des groupes de défense pertinents et se tenir informé sur l'aliénation parentale peut renforcer le sentiment de contrôle et d'autonomie.

- Régulation émotionnelle : développer des compétences de régulation émotionnelle peut aider les parents ciblés à gérer leurs émotions intenses et à réagir plus efficacement aux situations difficiles. Des techniques telles que la pleine conscience, la méditation et les stratégies cognitivo-comportementales peuvent être bénéfiques.

Résilience communautaire et sociétale

- Programmes de soutien communautaire : la mise en place de programmes de soutien communautaire qui fournissent des ressources, des conseils et une éducation sur l'aliénation parentale peut renforcer la résilience de la société. Ces programmes peuvent offrir un filet de sécurité aux familles en crise et promouvoir la solidarité communautaire.

- Campagnes d'éducation du public : mener des campagnes d'éducation du public pour sensibiliser le public à l'aliénation parentale et à ses conséquences peut favoriser une société plus informée et plus compatissante. L'éducation du public peut réduire la stigmatisation et encourager le soutien communautaire aux familles touchées.

- Réseaux collaboratifs : la création de réseaux collaboratifs entre diverses parties prenantes, notamment les écoles, les prestataires de soins de santé, les professionnels du droit et les services sociaux, peut créer un système de soutien cohérent. Ces réseaux peuvent faciliter les efforts coordonnés pour remédier à l'aliénation parentale et soutenir les familles touchées.

- Plaidoyer pour des politiques qui reconnaissent et abordent l'aliénation parentale peut créer un cadre juridique et social plus protecteur. Les politiques qui encouragent la coparentalité, pénalisent les comportements d'aliénation et soutiennent les ressources en matière de santé mentale peuvent renforcer la résilience de la société.

- Formation et éducation : La formation et l'éducation sur l'aliénation parentale dispensées aux professionnels de différents domaines peuvent améliorer leur capacité à soutenir les familles concernées. Des programmes de formation complets peuvent doter les éducateurs, les prestataires de soins de santé et les travailleurs sociaux des compétences nécessaires pour reconnaître et traiter l'aliénation.

- Engagement communautaire : Encourager l'engagement communautaire et le volontariat peut favoriser un sentiment de responsabilité et de soutien collectif. Les membres de la communauté peuvent jouer un rôle essentiel en fournissant un soutien émotionnel, une assistance pratique et une défense des droits aux familles confrontées à l'aliénation parentale.

En mettant l'accent sur l'enseignement de la résilience et des compétences d'adaptation aux enfants, sur le renforcement de la résilience du parent ciblé et sur la promotion de la résilience communautaire et sociétale, ce chapitre vise à créer une approche globale pour renforcer la capacité à résister et à se remettre des défis de l'aliénation parentale. Le renforcement de la résilience aux niveaux individuel, familial et communautaire peut favoriser la guérison, l'autonomisation et le bien-être à long terme des personnes touchées par l'aliénation parentale.

Impact sur les familles

- Conséquences émotionnelles et psychologiques : l'aliénation parentale liée à l'attachement (ABPA) a des conséquences émotionnelles et psychologiques importantes sur les familles à travers le pays. Les enfants touchés par l'ABPA peuvent souffrir d'anxiété, de dépression, d'une faible estime de soi et de problèmes de confiance, tandis que les parents ciblés sont souvent confrontés à des sentiments d'impuissance, de chagrin et de frustration.

- Dynamique familiale : La perturbation de la dynamique familiale due à l'ABPA peut conduire à une séparation à long terme entre parents et enfants. La manipulation du parent aliénant peut créer un environnement hostile, rendant difficile pour le parent aliéné de maintenir ou de reconstruire une relation avec son enfant.

- Effets générationnels : les conséquences de l'ABPA peuvent s'étendre sur plusieurs générations. Les enfants qui grandissent dans un environnement d'aliénation peuvent conserver des problèmes émotionnels non résolus à l'âge adulte, ce qui peut avoir un impact sur leurs propres relations et styles parentaux.

Coûts économiques et sociaux

- Frais juridiques et de conseil : Les familles confrontées à l'ABPA encourent souvent des frais juridiques et de conseil substantiels. Les batailles prolongées pour la garde des enfants, les évaluations ordonnées par le tribunal et la thérapie continue peuvent représenter un fardeau financier important pour les familles.

- Perte de productivité : Le stress émotionnel et psychologique associé à l'ABPA peut affecter la productivité et le bien-être des parents ciblés. De nombreux parents peuvent avoir du mal à assumer leurs responsabilités professionnelles, ce qui peut entraîner une perte d'emploi ou une baisse de leurs performances professionnelles.

- Pression sur les services sociaux : la complexité des dossiers ABPA peut exercer une pression supplémentaire sur les services sociaux, notamment les services de protection de l'enfance, les ressources en santé mentale et les tribunaux de la famille. Le besoin d'interventions spécialisées et d'un soutien continu peut mettre à rude épreuve des ressources déjà limitées.

Implications juridiques et politiques

- Réponses judiciaires incohérentes : les réponses judiciaires à l'ABPA peuvent varier considérablement d'un pays à l'autre. Certains tribunaux peuvent ne pas reconnaître ou comprendre pleinement la dynamique de l'aliénation parentale, ce qui conduit à des décisions incohérentes et à des protections inadéquates pour les parents et les enfants ciblés.

- Lacunes législatives : Il existe souvent des lacunes législatives dans la lutte contre l'aliénation parentale. Si certaines régions disposent de lois qui reconnaissent et pénalisent l'aliénation parentale, d'autres peuvent manquer de cadres juridiques clairs, laissant les familles sans recours adéquat.

- Plaidoyer et réforme : les efforts de plaidoyer nationaux visent à sensibiliser et à faire pression pour des réformes juridiques afin de mieux protéger les familles touchées par l'ABPA. Les organisations et les groupes de défense s'efforcent de promouvoir des politiques qui reconnaissent l'aliénation parentale, appliquent les modalités de garde et fournissent un soutien en matière de santé mentale.

Réflexions culturelles et sociétales

- Sensibilisation du public : La sensibilisation du public à l'ABPA varie considérablement d'un bout à l'autre du pays. Dans certaines communautés, le problème peut être mieux compris et reconnu, tandis que dans d'autres, l'aliénation parentale peut être mal comprise ou négligée.

- Représentation médiatique : La représentation médiatique de l'ABPA peut influencer la perception et la sensibilisation du public. Les reportages, les documentaires et les représentations fictives peuvent contribuer à attirer l'attention sur le problème, mais ils doivent également refléter avec précision les complexités et les nuances de l'ABPA.

- Stigmatisation et idées fausses : L'ABPA peut être associée à une stigmatisation et à des idées fausses importantes. Les parents ciblés peuvent être confrontés au jugement ou à l'incrédulité d'autres personnes qui ne comprennent pas la dynamique de l'aliénation, ce qui les isole davantage et complique leurs efforts pour obtenir de l'aide.

Efforts éducatifs et préventifs

- Participation des écoles : les écoles jouent un rôle essentiel dans l'identification et le soutien des enfants touchés par l'ABPA. Les éducateurs et les conseillers scolaires peuvent être formés pour reconnaître les signes d'aliénation et fournir les interventions et le soutien nécessaires.

- Éducation parentale : les initiatives publiques et privées visant à sensibiliser les parents à l'ABPA et aux pratiques de coparentalité saines peuvent contribuer à prévenir l'apparition de l'aliénation. Des cours, des ateliers et des ressources sur la parentalité peuvent fournir des conseils précieux.

- Formation professionnelle : des programmes de formation complets pour les professionnels de la santé mentale, les praticiens juridiques et les travailleurs sociaux peuvent améliorer leur capacité à traiter efficacement l'ABPA. Il est essentiel de former les professionnels à la dynamique de l'aliénation et aux interventions appropriées pour fournir un soutien adéquat.

Réflexion nationale et appel à l'action

- Efforts unifiés : La lutte contre l'ABPA nécessite un effort unifié au niveau national. La collaboration entre les décideurs politiques, les professionnels du droit, les experts en santé mentale, les éducateurs et les groupes de défense est essentielle pour créer une réponse globale.

- Élaboration de politiques : L'élaboration et la mise en œuvre de politiques qui reconnaissent et abordent l'ABPA peuvent fournir un cadre de protection aux familles. Les politiques doivent se concentrer sur la prévention de l'aliénation, le soutien aux familles touchées et la responsabilisation des parents aliénateurs.

- Engagement communautaire : impliquer les communautés dans les discussions sur l'ABPA peut favoriser un environnement plus solidaire et mieux informé. Les programmes communautaires, les forums publics et les campagnes de sensibilisation peuvent contribuer à réduire la stigmatisation et à encourager l'action collective.

- Recherche et collecte de données : la réalisation de recherches et la collecte de données sur la prévalence et l'impact de l'ABPA peuvent éclairer les décisions et les interventions politiques. Il est essentiel de comprendre l'ampleur du problème pour élaborer des solutions efficaces.

En reconnaissant la manière dont l'aliénation parentale liée à l'attachement se reflète dans le pays, ce chapitre met en évidence l'impact généralisé de l'ABPA sur les familles, l'économie et la société dans son ensemble . La lutte contre l'ABPA nécessite un effort global et coordonné pour sensibiliser, fournir un soutien et mettre en œuvre des cadres juridiques et politiques efficaces. Une réflexion et une action nationales peuvent aider à atténuer les effets de l'ABPA et à promouvoir une dynamique familiale plus saine dans tout le pays.

Comment identifier rapidement la population spéciale

- Changements comportementaux soudains : recherchez des changements brusques et inexpliqués dans le comportement et les attitudes de l'enfant envers l'un des parents, qui peuvent inclure l'hostilité, la peur ou le retrait.

- Litiges de garde très conflictuels : les familles impliquées dans des batailles de garde prolongées et litigieuses courent un risque plus élevé d'aliénation parentale.

- Récits négatifs cohérents : remarquez si un enfant répète constamment des récits négatifs, exagérés ou sans fondement à propos d'un parent, en particulier si ces récits semblent hors de caractère ou au-delà de la compréhension de l'enfant.

- Pratiques d'exclusion : Soyez attentif aux cas où l'un des parents limite ou entrave activement les contacts de l'enfant avec l'autre parent sans raisons justifiables.

Les empreintes digitales de l'enfant

- Rejet injustifié : L'enfant manifeste un rejet injustifié et disproportionné de l'un de ses parents, souvent sans fondement logique ou factuel.

- Absence d'ambivalence : l'enfant voit le parent aliénant comme entièrement bon et le parent ciblé comme entièrement mauvais, ne montrant aucun sentiment mitigé ni ambivalence.

- Absence de culpabilité : l'enfant ne montre aucun remords ni culpabilité pour le traitement dur ou le rejet du parent ciblé.

- Scénarios empruntés : les plaintes de l'enfant à l'égard du parent ciblé incluent souvent des phrases ou des scénarios qui semblent répétés ou empruntés au parent aliénant.

- Soutien automatique : L'enfant se range systématiquement et automatiquement du côté du parent aliénant dans les conflits ou les différends.

- Critique réflexive : L'enfant se livre à une critique réflexive du parent ciblé qui lui semble disproportionnée ou injustifiée.

- Propagation de l'hostilité : les sentiments négatifs de l'enfant s'étendent à la famille élargie et aux amis du parent ciblé.

La psychose du parent aliénant

- Comportement manipulateur : Le parent aliénant adopte des comportements manipulateurs, tels que mentir, exagérer ou déformer les faits pour retourner l'enfant contre l'autre parent.

- Enchevêtrement : Le parent aliénant peut avoir une relation enchevêtrée avec l'enfant, le traitant davantage comme un confident ou un partenaire que comme un enfant, et l'impliquant dans des conflits d'adultes.

- Mentalité de victime : le parent aliénant se présente souvent comme la victime et l'autre parent comme le méchant, quelles que soient les circonstances réelles.

- Contrôle rigide : Le parent aliénant exerce un contrôle rigide sur les activités, les relations et les perceptions de l'enfant, l'isolant souvent du parent ciblé.

- Manque de limites : Le parent aliénant fait souvent preuve de peu de limites, en discutant de problèmes d'adultes inappropriés avec l'enfant et en l'encourageant à prendre parti.

- Projection : Le parent aliénant peut projeter ses propres traits ou comportements négatifs sur le parent ciblé, attribuant ses propres sentiments de colère, de jalousie ou d'inadéquation à l'autre parent.

Impact sur le parent ciblé

- Détresse émotionnelle : le parent ciblé éprouve souvent une détresse émotionnelle importante, notamment des sentiments de chagrin, de perte, d'impuissance et de dépression.

- Isolement social : Le parent ciblé peut devenir socialement isolé, perdant le contact avec son enfant et, par extension, le cercle social et les activités de son enfant.

- Pression financière : Le parent ciblé peut être confronté à des difficultés financières en raison de batailles juridiques en cours, de frais de thérapie et d'efforts pour maintenir le contact avec son enfant.

- Impact psychologique : Le stress continu et les troubles émotionnels peuvent entraîner de l'anxiété, de la dépression et d'autres problèmes de santé mentale chez le parent ciblé.

- Érosion de la confiance : Le parent ciblé peut être confronté à des problèmes de confiance, non seulement avec son enfant, mais également avec le système juridique et les services sociaux qui peuvent ne pas reconnaître ou traiter l'aliénation.

Impact sur notre société

- Crise de santé mentale : La prévalence généralisée de l'aliénation parentale contribue à une crise de santé mentale, affectant les enfants, les parents ciblés et même les parents aliénants, nécessitant des ressources importantes en santé mentale.

- Pression sur le système juridique : les cas d'aliénation parentale exercent une pression importante sur le système juridique, nécessitant des litiges de garde, des évaluations et l'exécution des ordonnances judiciaires qui prennent du temps.

- Coûts économiques : Le fardeau financier qui pèse sur les familles et les services sociaux, y compris les frais juridiques, les coûts thérapeutiques et les interventions du travail social, représente un coût économique substantiel.

- Traumatisme intergénérationnel : les effets de l'aliénation parentale peuvent se propager d'une génération à l'autre, les enfants concernés conservant des problèmes émotionnels non résolus jusqu'à l'âge adulte, ce qui peut avoir un impact sur leur propre famille et leurs relations.

- Tissu social : l'aliénation parentale mine le tissu social en érodant la confiance au sein des familles et des communautés, contribuant à l'isolement social et affaiblissant les réseaux de soutien social.

- Impact éducatif : les enfants touchés par l'aliénation parentale peuvent être confrontés à des difficultés scolaires, notamment une baisse des performances, des problèmes d'assiduité et des problèmes de comportement, ce qui a un impact sur les systèmes éducatifs et les résultats.

En identifiant les principales empreintes digitales de l'aliénation parentale liée à l'attachement, ce chapitre vise à fournir une compréhension globale de la manière de reconnaître et de traiter ce problème complexe. De l'identification des enfants affectés et de la compréhension des comportements des parents aliénants à la reconnaissance des impacts profonds sur les parents ciblés et la société, ces connaissances peuvent guider des interventions et un soutien plus efficaces pour les familles touchées.

Réfléchir à votre passé et envisager la possibilité d'avoir été aliéné par l'un de vos parents peut être un processus complexe et chargé d'émotions. Cette auto-évaluation est conçue pour vous aider à explorer vos expériences et vos sentiments afin de déterminer si vous avez pu être victime d'aliénation parentale. Répondez aux questions suivantes de manière honnête et réfléchie.

SECTION 1 : EXPÉRIENCES ET COMPORTEMENTS DE L'ENFANCE

1. Rejet injustifié :

- Avez-vous eu un changement de sentiments négatifs soudain et intense envers l'un de vos parents sans raison claire ou logique ?

- Avez-vous rejeté ou évité de passer du temps avec l'un de vos parents, même s'il n'avait rien fait de nuisible ou d'abusif ?

2. Absence d'ambivalence :

- Avez-vous considéré un parent comme entièrement bon et l'autre comme entièrement mauvais, sans reconnaître aucune qualité positive chez le parent rejeté ?

- Avez-vous ressenti la pression de choisir votre camp et de faire preuve de loyauté envers un parent plutôt qu'envers l'autre ?

3. Absence de culpabilité :

- N'avez-vous ressenti aucune culpabilité ou remords pour avoir traité le parent rejeté de manière dure ou injuste ?

- Avez-vous été encouragé à exprimer des sentiments négatifs envers le parent rejeté par l'autre parent ?

4. Scénarios empruntés :

- Vos plaintes ou déclarations négatives à l'égard du parent rejeté vous semblaient-elles répétées ou empruntées à l'autre parent ?

- Avez-vous utilisé un langage ou des expressions inhabituels pour votre âge ou votre niveau de compréhension pour décrire le parent rejeté ?

5. Assistance automatique :

- Avez-vous automatiquement pris le parti d'un parent en cas de conflit ou de différend, quelle que soit la situation ?

- Avez-vous été découragé ou puni pour avoir montré de l'affection ou des sentiments positifs envers le parent rejeté ?

6. Comportement manipulateur :

- Est-ce qu'un parent parlait fréquemment de manière négative de l'autre parent en votre présence ?

- Avez-vous été exposé à des mensonges, des exagérations ou des faits déformés sur le parent rejeté ?

7. Enchevêtrement :

- L'un de vos parents vous traitait-il davantage comme un confident ou un partenaire, vous impliquant dans des conflits et des problèmes d'adultes ?

- Vous sentiez-vous trop responsable du bien-être émotionnel de l'un de vos parents ?

8. Mentalité de victime :

- L'un des parents s'est-il constamment présenté comme la victime et l'autre comme le méchant ?

- Avez-vous été encouragé à considérer le parent rejeté comme dangereux, sans amour ou indigne de confiance sans preuve claire ?

9. Contrôle rigide :

- L'un de vos parents a-t-il exercé un contrôle rigide sur vos activités, vos relations et vos perceptions, vous isolant souvent du parent rejeté ?

- Y avait-il des règles ou des conditions strictes concernant le temps passé avec le parent rejeté ?

10. Manque de limites :

- L'un des parents a-t-il discuté avec vous de problèmes d'adultes inappropriés, tels que des problèmes financiers, des conflits juridiques ou des griefs personnels contre le parent rejeté ?

- Avez-vous été encouragé à adopter les sentiments et les attitudes du parent aliénant envers le parent rejeté ?

11. Souvenirs incohérents :

- Avez-vous des souvenirs incohérents ou flous concernant le parent rejeté qui semblent influencés par des histoires ou des déclarations de l'autre parent ?

- Avez-vous commencé à remettre en question l'exactitude ou l'équité de vos sentiments et croyances passés à l'égard du parent rejeté ?

12. Conflit émotionnel :

- Vous sentez-vous en conflit, confus ou coupable à propos de votre relation passée et actuelle avec le parent rejeté ?

- Avez-vous ressenti un sentiment de perte, de regret ou d'opportunités manquées concernant le parent rejeté ?

13. Tentatives de reconnexion :

- Avez-vous tenté de renouer avec le parent rejeté, et si oui, quelle a été votre expérience ?

- Ressentez-vous un désir de comprendre et éventuellement de reconstruire votre relation avec le parent rejeté ?

14. Système de soutien :

- Avez-vous un système de soutien, comme des amis, de la famille ou un thérapeute, pour vous aider à explorer vos sentiments et vos expériences liés à l'aliénation parentale ?

- Êtes-vous ouvert à la recherche de conseils professionnels pour naviguer dans les complexités d'une éventuelle aliénation parentale ?

Si vous avez répondu « oui » à la plupart de ces questions, vous avez peut-être vécu une aliénation parentale. Reconnaître ces schémas est la première étape vers la compréhension et la guérison. Envisagez les étapes suivantes :

- Cherchez de l'aide professionnelle : faites appel à un thérapeute ou à un conseiller expérimenté en matière d'aliénation parentale pour vous aider à gérer vos sentiments et vos expériences.

- Dialogue ouvert : si vous vous sentez en sécurité et prêt, envisagez d'entamer une conversation avec le parent rejeté pour explorer et comprendre son point de vue.

- Renseignez-vous : lisez des livres, des articles et des ressources sur l'aliénation parentale pour mieux comprendre la dynamique et les impacts.

- Créez des réseaux de soutien : connectez-vous à des groupes de soutien ou à des communautés qui comprennent l'aliénation parentale et peuvent offrir des conseils et de la solidarité.

Comprendre et gérer les effets de l'aliénation parentale peut être un parcours difficile mais finalement thérapeutique. Cette auto-évaluation est un point de départ pour vous aider à gérer vos expériences et à progresser vers la réconciliation et le bien-être émotionnel.

Récapitulatif des points clés

- Comprendre l'aliénation parentale : Nous avons exploré le concept d'aliénation parentale basée sur l'attachement (ABPA), le reconnaissant comme une forme de manipulation émotionnelle où un parent retourne systématiquement un enfant contre l'autre parent sans raison justifiée.

- Réformes du système juridique et de soutien : nous avons discuté de la nécessité de réformes juridiques globales pour lutter contre l'aliénation parentale, notamment en révisant les lois sur la garde des enfants, en mettant en œuvre des normes d'évaluation de l'aliénation, en garantissant l'accès à une représentation juridique et en tenant le pouvoir judiciaire responsable.

- Services de soutien et ressources en santé mentale : L'amélioration des services de soutien aux victimes, l'augmentation du financement des ressources en santé mentale et le développement de réseaux de soutien complets ont été identifiés comme des étapes cruciales pour faire face aux conséquences émotionnelles et psychologiques de l'aliénation parentale.

- Formation des professionnels : Nous avons souligné l'importance des programmes de formation obligatoires pour les conseillers et les professionnels, en intégrant l'éducation à l'aliénation parentale dans le développement professionnel et en créant des normes et des lignes directrices pour gérer les divorces à haut conflit.

- Guérison et évolution : des stratégies de guérison, telles que le soutien émotionnel et psychologique, la création d'un réseau de soutien, le rétablissement de la confiance et de la connexion, et l'enseignement de la résilience et des compétences d'adaptation, ont été explorées pour aider les familles touchées par l'aliénation parentale.

- Prévention et éducation : La sensibilisation, l'éducation des parents et des professionnels et la mise en œuvre de mesures préventives ont été soulignées comme des éléments essentiels pour atténuer les effets de l'aliénation parentale et favoriser une dynamique familiale plus saine.

- Études de cas et histoires personnelles : des exemples réels et des histoires de réussite ont illustré les défis et les triomphes de la gestion de l'aliénation parentale, offrant des leçons précieuses et une inspiration aux familles touchées.

- Auto-évaluation : Un outil d'auto-évaluation a été fourni pour aider les individus à réfléchir à leurs expériences et à déterminer s'ils ont pu être victimes d'aliénation parentale.

Réflexions finales et encouragements

L'aliénation parentale est un problème profondément douloureux et complexe qui touche d'innombrables familles, provoquant une détresse émotionnelle, psychologique et financière. Reconnaître et traiter cette forme de manipulation est essentiel pour le bien-être des enfants et des parents ciblés. Bien que le chemin vers la guérison et la réconciliation puisse être difficile, il est possible avec le soutien, les ressources et les interventions appropriés.

Si vous ou une personne que vous connaissez êtes touchée par l'aliénation parentale, n'oubliez pas que vous n'êtes pas seule. Il existe des professionnels, des groupes de soutien et des ressources pour vous aider à traverser cette épreuve difficile. La guérison prend du temps et exige de la patience, de la persévérance et de l'autocompassion. En recherchant des conseils professionnels, en créant un réseau de soutien et en plaidant en faveur de changements juridiques et systémiques, vous pouvez œuvrer à la reconstruction de relations et à la promotion d'un avenir plus sain.

L'aliénation parentale fondée sur l'attachement a des répercussions profondes qui vont au-delà des familles individuelles. Les effets de cette forme de manipulation peuvent se répercuter sur toute la société, influençant la façon dont les gens se traitent les uns les autres et l'évolution des normes et des fonctions sociétales. Voici une exploration de ces impacts plus vastes :

IMPACTS SOCIÉTAUX

1. Érosion de la confiance et de la sécurité :

- Méfiance généralisée : lorsqu'on apprend aux enfants que l'amour et l'acceptation sont conditionnels, ils grandissent avec une profonde méfiance envers les autres. Cette méfiance généralisée peut s'étendre à diverses relations sociales, notamment les amitiés, les relations amoureuses et les interactions professionnelles.

- Insécurité dans les relations : L'insécurité engendrée par l'amour conditionnel peut conduire à des relations instables et dysfonctionnelles. À mesure que ces enfants deviennent adultes, leur incapacité à former des liens sûrs et de confiance peut contribuer à des taux plus élevés de divorce, de conflits interpersonnels et d'isolement social.

2. Crise de santé mentale :

- Augmentation des problèmes de santé mentale : les effets psychologiques de l'aliénation parentale, notamment l'anxiété, la dépression et la dysrégulation émotionnelle, contribuent à une crise de santé mentale plus vaste. Cela peut submerger les services de santé mentale et augmenter les coûts sociétaux liés aux soins de santé, à la perte de productivité et aux services sociaux.

- Traumatisme générationnel : Le traumatisme vécu par les enfants dans des situations d'aliénation peut être transmis aux générations futures, perpétuant ainsi des cycles de dysfonctionnement émotionnel et psychologique.

3. Dynamique familiale dysfonctionnelle :

- Décomposition des cellules familiales : l'aliénation perturbe l'unité fondamentale de la société : la famille. Une dynamique familiale dysfonctionnelle peut conduire à une rupture de la cohésion communautaire et des systèmes de soutien, affaiblissant ainsi le tissu social.

- Impact sur la parentalité : les personnes qui ont vécu l'aliénation peuvent avoir des difficultés avec leur propre rôle parental, perpétuant ainsi des modèles relationnels malsains et affectant le développement émotionnel et social de la génération suivante.

4. Conséquences économiques :

- Pression économique : les abus financiers souvent associés à l'aliénation parentale exercent une pression économique importante sur les parents ciblés. Les batailles juridiques, les frais de thérapie et la perte de revenus due à la détresse émotionnelle peuvent conduire à une instabilité financière et à une dépendance accrue aux systèmes de protection sociale.

- Productivité au travail : la détresse émotionnelle et psychologique associée à l'aliénation peut affecter la productivité et la performance au travail, entraînant des implications économiques plus larges.

1. Normalisation des comportements manipulateurs :

- La manipulation comme norme : l'exposition à des comportements manipulateurs dans l'enfance peut normaliser de telles tactiques dans les interactions sociales, conduisant à une société où la manipulation et les relations conditionnelles sont plus courantes.

- Résolution des conflits : de faibles compétences en résolution de conflits acquises dans des environnements aliénés peuvent conduire à des approches plus conflictuelles et moins coopératives dans divers contextes sociaux et professionnels.

2. Changements dans les systèmes juridiques et éducatifs :

- Réformes juridiques : La lutte contre l'aliénation parentale nécessite des changements dans les lois sur la garde des enfants, les pratiques des tribunaux de la famille et les normes de représentation juridique. Ces réformes peuvent conduire à un système juridique plus juste et plus équitable, bénéficiant à la société dans son ensemble .

- Réformes éducatives : l'intégration de l'éducation sur les relations saines, l'intelligence émotionnelle et la résolution des conflits dans les programmes scolaires peut favoriser une génération mieux équipée pour gérer la dynamique interpersonnelle, réduisant ainsi la prévalence des comportements d'aliénation.

3. Systèmes de soutien communautaire et social :

- Renforcer les réseaux de soutien : une sensibilisation accrue et des ressources accrues pour les victimes d'aliénation parentale peuvent renforcer les systèmes de soutien communautaire. Les services sociaux, les groupes de soutien et les organismes communautaires peuvent jouer un rôle crucial en fournissant une assistance et en favorisant la résilience.

- Promouvoir l'empathie et la compassion : les efforts visant à remédier aux effets de l'aliénation parentale et à les atténuer peuvent favoriser une culture d'empathie et de compassion. Comprendre la profonde douleur émotionnelle causée par l'aliénation peut conduire à une plus grande attention de la société à la santé mentale et au bien-être émotionnel.

1. Des relations plus saines :

- Instaurer la confiance : en s'attaquant aux causes profondes et aux effets de l'aliénation parentale, la société peut favoriser des relations plus saines et plus fondées sur la confiance. Cela peut conduire à des unités familiales plus fortes, à des communautés plus cohésives et à de meilleurs réseaux de soutien social.

- Intelligence émotionnelle : Mettre l'accent sur l'intelligence émotionnelle et les compétences relationnelles saines dans l'éducation et la parentalité peut créer une société où l'empathie, la compréhension et la coopération sont valorisées.

2. Amélioration de la santé mentale et du bien-être :

- Réduction du fardeau de la santé mentale : des mesures proactives visant à lutter contre l'aliénation parentale peuvent réduire le fardeau global pesant sur les services de santé mentale, ce qui conduit à de meilleurs résultats pour les individus et la société.

- Guérison générationnelle : Briser le cycle des traumatismes et des dysfonctionnements associés à l'aliénation peut conduire à une guérison générationnelle à long terme, créant une population plus résiliente et émotionnellement saine.

3. Stabilité économique :

- Productivité accrue : une meilleure santé mentale et une dynamique familiale stable peuvent améliorer la productivité individuelle et la stabilité économique, ce qui profite à la société dans son ensemble.

- Réduction des coûts sociaux : En prévenant les conséquences négatives associées à l'aliénation, la société peut réduire les coûts liés aux soins de santé, aux batailles juridiques et aux services sociaux, en réorientant les ressources vers des mesures plus constructives et préventives.

L'aliénation parentale liée à l'attachement a de profondes répercussions sur la société, affectant la confiance, la santé mentale, la dynamique familiale et la stabilité économique. Pour résoudre ce problème, il faut procéder à des réformes globales des systèmes juridiques, éducatifs et de soutien, favorisant une culture d'empathie, de résilience et de relations saines. En s'attaquant aux causes profondes et aux effets de l'aliénation parentale, la société peut créer un environnement plus juste, plus compatissant et plus sain sur le plan émotionnel pour les générations futures.

L'aliénation parentale basée sur l'attachement (ABPA) est une forme particulièrement insidieuse de violence psychologique et émotionnelle qui affecte profondément non seulement les membres de la famille immédiate concernés, mais a également des répercussions profondes sur la société dans son ensemble. Voici pourquoi cette forme de violence est si maligne et peut être considérée comme un cancer pour toute société :

DOMMAGE ÉMOTIONNEL ET PSYCHOLOGIQUE PROFOND

1. Impact psychologique à long terme sur les enfants :

- Problèmes d'identité et d'estime de soi : les enfants qui sont éloignés d'un parent ont souvent du mal à définir leur propre identité et leur propre estime de soi. L'image négative du parent ciblé peut conduire à des conflits internes et à une confusion quant à leur propre valeur, en particulier s'ils voient en eux-mêmes des traits du parent aliéné.

- Instabilité émotionnelle : La manipulation et les troubles émotionnels causés par l'ABPA peuvent entraîner une instabilité émotionnelle à long terme, notamment de l'anxiété, de la dépression et des problèmes de confiance. Ces cicatrices émotionnelles peuvent perdurer jusqu'à l'âge adulte, affectant les relations personnelles et la santé mentale globale.

2. Détresse émotionnelle pour les parents ciblés :

- Deuil et perte : les parents ciblés éprouvent un profond deuil et une perte, comparable au deuil d'un enfant vivant. Le sentiment d' impuissance et de désespoir peut conduire à la dépression, à l'anxiété et même à des pensées suicidaires.

- Isolement social : Le parent ciblé est souvent confronté à l'isolement social, car il peut être injustement perçu comme le « mauvais » parent par ses amis, sa famille et la communauté influencée par le récit du parent aliénant.

PERTURBATION DE LA DYNAMIQUE FAMILIALE

1. Rupture des liens familiaux :

- Érosion de la relation parent-enfant : les efforts délibérés visant à rompre les liens affectifs de l'enfant avec le parent ciblé perturbent la relation parent-enfant naturelle et essentielle, conduisant à un éloignement à long terme et à une fragmentation familiale.

- Impact sur la famille élargie : l'aliénation s'étend souvent à la famille élargie du parent ciblé, y compris les grands-parents, les tantes, les oncles et les cousins, isolant davantage l' enfant et le coupant d'un réseau de soutien plus large.

2. Traumatisme générationnel :

- Effets intergénérationnels : les traumatismes et les dynamiques dysfonctionnelles causés par l'ABPA peuvent se perpétuer d'une génération à l'autre. Les enfants qui grandissent dans de tels environnements peuvent reproduire ces schémas dans leurs propres relations et dans leur rôle parental, perpétuant ainsi le cycle d'aliénation et de violence psychologique.

1. Crise de santé mentale :

- Augmentation de la demande de services de santé mentale : l'impact psychologique de l'ABPA accroît la demande de services de santé mentale, notamment de thérapie pour les enfants, les parents ciblés et même les parents aliénants. Cela met à rude épreuve des systèmes de santé mentale déjà surchargés.

- Traumatisme non traité : Dans de nombreux cas, le traumatisme causé par l'ABPA n'est pas traité, ce qui entraîne des problèmes de santé mentale chroniques qui affectent la qualité de vie des individus et leur capacité à fonctionner efficacement dans la société.

2. Tensions sur le système juridique :

- Litiges prolongés en matière de garde des enfants : l'ABPA mène souvent à des batailles de garde prolongées et litigieuses, qui consomment des ressources juridiques et du temps de justice considérables. La complexité et l'intensité émotionnelle de ces cas représentent un fardeau pour le système judiciaire de la famille.

- Coûts économiques : Les familles impliquées dans des affaires ABPA doivent supporter des coûts financiers substantiels en raison des frais juridiques, des évaluations de garde et de la thérapie continue. Cette pression financière peut avoir des répercussions économiques à long terme pour les familles concernées.

1. Rupture de la confiance :

- Méfiance à l'égard des systèmes juridiques et sociaux : lorsque le système juridique ne reconnaît pas ou ne traite pas correctement l'ABPA, il érode la confiance dans les institutions censées protéger et servir les familles. Cette méfiance peut s'étendre aux services sociaux, aux systèmes éducatifs et aux organisations communautaires.

- Division communautaire : La nature polarisante de l'ABPA peut diviser les communautés, car les individus prennent parti sur la base d'informations incomplètes ou manipulées, ce qui conduit à la discorde sociale et à l'affaiblissement de la cohésion communautaire.

2. Détruire le tissu social :

- Structures familiales affaiblies : des structures familiales fortes et saines constituent le fondement d'une société stable. L'ABPA sape ces structures, ce qui conduit à des familles fragmentées et à des liens sociaux affaiblis.

- Isolement social : L'isolement vécu par les parents et les enfants ciblés peut conduire à un isolement social et à une marginalisation plus larges, réduisant ainsi le capital social et l'engagement communautaire.

L'aliénation parentale liée à l'attachement est une forme maligne de maltraitance qui agit comme un cancer au sein de la société. Elle inflige de profonds dommages émotionnels et psychologiques aux individus, perturbe la dynamique familiale, impose des coûts économiques et sociaux importants et érode la confiance et la cohésion au sein des communautés. Pour s'attaquer à ce problème, il faut un effort concerté des secteurs juridiques, de la santé mentale et des services sociaux, ainsi qu'une sensibilisation et une intervention plus larges de la société. En reconnaissant et en combattant l'ABPA, la société peut œuvrer à la guérison des familles touchées et à la promotion de communautés plus saines et plus résilientes.

Parent aliénant : Le parent qui adopte des comportements destinés à manipuler les sentiments, les perceptions et la relation de l'enfant avec l'autre parent, ce qui entraîne souvent une aliénation parentale.

Aliénation parentale basée sur l'attachement (ABPA) : une forme d'aliénation parentale où les comportements aliénants sont enracinés dans les propres problèmes d'attachement du parent aliénant, les conduisant à perturber l'attachement de l'enfant au parent ciblé.

Intérêt supérieur de l'enfant : norme juridique utilisée en droit de la famille pour déterminer le résultat le plus favorable au bien-être de l'enfant, guidant souvent les décisions en matière de garde et de visite.

Limites : limites fixées dans les relations pour protéger le bien-être émotionnel et physique des individus, garantissant des interactions respectueuses et saines.

Thérapie cognitivo-comportementale (TCC) : un type de psychothérapie qui aide les individus à identifier et à modifier les schémas de pensée et les comportements négatifs.

Coparentalité : Un accord de coparentalité dans lequel les deux parents participent activement à l'éducation de leur enfant et prennent des décisions conjointes concernant son bien-être.

Évaluation de la garde : Une évaluation menée par un professionnel de la santé mentale ou un travailleur social pour évaluer la dynamique familiale et recommander des modalités de garde qui servent au mieux les intérêts de l'enfant.

Enchevêtrement : Une dynamique relationnelle malsaine dans laquelle les frontières entre les individus, comme un parent et un enfant, sont floues, ce qui conduit à une implication émotionnelle et à une dépendance excessives.

Interventions fondées sur des données probantes : Approches thérapeutiques et traitements qui sont soutenus par la recherche scientifique et qui ont prouvé leur efficacité pour traiter des problèmes spécifiques, comme l'aliénation parentale.

Thérapie familiale : une forme de psychothérapie qui implique les membres de la famille dans le traitement pour améliorer la communication, résoudre les conflits et renforcer les relations.

Divorce hautement conflictuel : divorce caractérisé par des conflits intenses et prolongés entre les parents, impliquant souvent des litiges fréquents et de l'hostilité.

Défenseur juridique : professionnel, souvent un avocat, qui représente et soutient les particuliers dans les affaires juridiques, en leur fournissant des conseils et une défense.

Comportement manipulateur : actions ou tactiques utilisées par un individu pour influencer ou contrôler les pensées, les sentiments ou les actions d'une autre personne, souvent pour un gain personnel ou pour atteindre un résultat spécifique.

Services de médiation : processus impliquant un tiers neutre qui aide les parties en conflit à parvenir à un accord mutuellement acceptable, souvent utilisé en droit de la famille pour résoudre les problèmes de garde et de visite à l'amiable.

Pleine conscience : une pratique mentale visant à être présent et pleinement engagé dans le moment présent, souvent utilisée pour réduire le stress et améliorer la régulation émotionnelle.

Syndrome d'aliénation parentale (SAP) : terme controversé décrivant les effets psychologiques observés chez un enfant qui est éloigné de l'un de ses parents en raison des comportements manipulateurs de l'autre. Le concept a été introduit par le Dr Richard A. Gardner.

Réseaux de soutien par les pairs : groupes ou communautés d'individus qui partagent des expériences similaires et s'apportent un soutien, des encouragements et une compréhension mutuels.

Thérapie de réunification : une forme spécialisée de thérapie visant à réparer et à reconstruire la relation entre un enfant aliéné et le parent ciblé.

Soins personnels : Pratiques et activités auxquelles les individus se livrent pour maintenir et améliorer leur bien-être physique, émotionnel et mental.

Parentalité partagée : Un mode de garde dans lequel les deux parents partagent la responsabilité et la prise de décision concernant l'éducation de leur enfant, favorisant ainsi une implication et une coopération équilibrées.

Groupes de soutien : groupes organisés d'individus qui se réunissent régulièrement pour partager leurs expériences, apporter un soutien émotionnel et offrir des conseils pratiques sur des questions spécifiques, telles que l'aliénation parentale.

Parent ciblé : Le parent qui est victime de comportements aliénants de la part de l'autre parent, entraînant la rupture de sa relation avec l'enfant.

Soins tenant compte des traumatismes : une approche thérapeutique et de soutien qui reconnaît et répond à l'impact des traumatismes sur la vie des individus, en veillant à ce que les interventions soient sensibles à leurs besoins émotionnels et psychologiques.

Mentalité de victime : état d'esprit dans lequel un individu se perçoit comme une victime perpétuelle des circonstances ou des actions d'autrui, souvent utilisé par des parents aliénants pour justifier leurs comportements et manipuler les perceptions de l'enfant.

Ce glossaire vise à fournir des définitions claires des termes clés liés à l'aliénation parentale liée à l'attachement, aidant ainsi les lecteurs à mieux comprendre les concepts et la dynamique abordés tout au long du texte. En se familiarisant avec ces termes, les individus peuvent mieux s'orienter dans les complexités de l'aliénation parentale et rechercher le soutien et les ressources appropriés.